एक्यूप्रेशर और स्वस्थ जीवन

प्रस्तुत पुस्तक में रोग, उपचार एवं स्वास्थ्य संबंधी जो उपाय/सुझाव बताए गए हैं उन्हें अपनाने से पूर्व संबद्ध चिकित्सा विशेषज्ञ से परामर्श अवश्य कर लें।

एक्यूप्रेशर और स्वस्थ जीवन

डॉ. ए.के. सक्सेना
डॉ. एस.सी. गुप्ता

प्रभात प्रकाशन

प्रकाशक
प्रभात प्रकाशन प्रा. लि.
4/19 आसफ अली रोड, नई दिल्ली–110002
फोन : 23289777 • हेल्पलाइन नं. : 7827007777
इ–मेल : prabhatbooks@gmail.com ❖ वेब ठिकाना : www.prabhatbooks.com

संस्करण
2025

पेपरबैक मूल्य
तीन सौ पचास रुपए

मुद्रक
नरुला प्रिंटर्स, दिल्ली

★

ACUPRESSURE AUR SWASTHA JEEVAN
by Dr. A.K. Saxena & Dr. L.C. Gupta

Published by **PRABHAT PRAKASHAN PVT. LTD.**
4/19 Asaf Ali Road, New Delhi-110002

ISBN 978-93-5322-397-7

₹ 350.00 (PB)

आदरणीय पिताजी स्व. श्री विद्याधर सक्सेनाजी को सादर समर्पित।

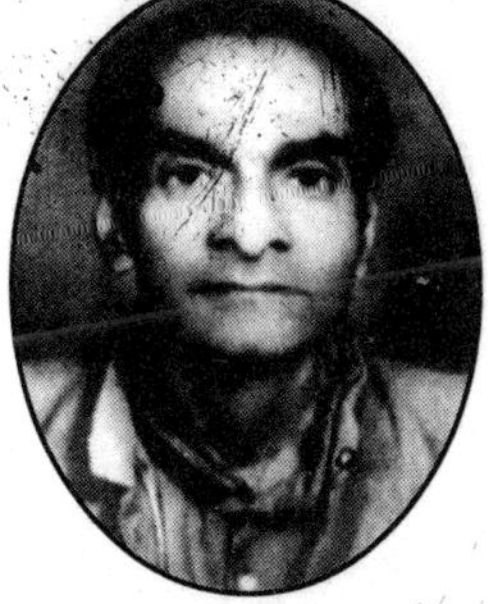

स्व. श्री विद्याधर सक्सेनाजी ने परोपकारमय जीवन व्यतीत किया। वे मुझे सदैव दूसरों के लिए जीवन जीने और निष्काम कर्म करने की प्रेरणा देते रहे। उन्होंने 13 जनवरी, 1968 को अपने पार्थिव शरीर का त्याग किया। उस समय मैं उन्नीस वर्ष का था, तथापि उनके विनम्र व्यक्तित्व को मैं सतत अपने साथ महसूस करता रहा हूँ। ऐसे कार्य करने के लिए वे सदैव मुझे प्रेरित करते रहे हैं, जो भविष्य में मानव समाज के लिए उपयोगी हों।

प्रभु की अनुकंपा से मुझे अंग्रेजी में 'मिराकुलस इफैक्ट्स ऑफ एक्यूप्रेशर' नामक पुस्तक वर्ष 2003 में लिखने का सौभाग्य प्राप्त हुआ, उस समय महामहिम उपराष्ट्रपति श्री भैरों सिंह शेखावतजी ने पुस्तक की प्रथम प्रति स्वीकार करते समय आग्रह किया था कि एक्यूप्रेशर पर कम मूल्य की हिंदी में एक किताब लिखूँ ताकि अधिक लोग फायदा उठा सकें। ईश्वर की कृपा तथा प्रकाशकों के सहयोग से आज वह कार्य पूरा हो सका है। अंतरराष्ट्रीय ख्यातिप्राप्त डॉ. एल.सी. गुप्ता के प्रति हार्दिक आभार प्रकट करना मैं अपना दायित्व समझता हूँ, जिन्होंने पुस्तक के लेखन में पूर्ण सहयोग एवं मार्गदर्शन प्रदान किया। डॉ. गुप्ता के सहयोग के बिना मेरा यह प्रयास साकार नहीं हो पाता।

—**ए.के. सक्सेना**

प्राक्कथन

एक्यूप्रेशर एक सरल, प्रभावकारी एवं सुरक्षित चिकित्सा-पद्धति है। इसके अंतर्गत शरीर को दर्द, तनाव, थकान, पीड़ा एवं रोग से मुक्ति प्रदान करने के लिए बिना ओषधि का सेवन किए अँगूठे, उँगलियों अथवा इस उद्देश्य हेतु निर्मित उपकरण से कुछ विशेष प्रतिबिंब (रिफ्लेक्स) बिंदुओं पर दबाव डाला जाता है। इस पद्धति का विशेष लाभ यह है कि इसका प्रयोग घर में किया जा सकता है और इससे कोई दुष्प्रभाव नहीं पड़ता है, तथापि इसे सभी रोगों के उपचार के लिए रामबाण न समझा जाए, क्योंकि कोई भी चिकित्सा-पद्धति सभी रोगों में समान रूप से प्रभावकारी नहीं होती है। यही बात एक्यूप्रेशर पर भी लागू होती है। किंतु जो रोग शरीर के विभिन्न अंगों के गलत ढंग से कार्य करने के कारण उत्पन्न हुआ है, उसके निदान में यह पद्धति अत्यंत उपयोगी है। यदि इसका समुचित प्रयोग किया जाए तो इससे कई पुराने रोगों का उपचार संभव है, जो अन्यथा ठीक नहीं होते।

एक्यूप्रेशर में उन बिंदुओं का निर्धारण आसान है जिन पर दबाव डालने की आवश्यकता होती है। हालाँकि यह कार्य देखने में सरल लगता है, किंतु स्वयं प्रयोग करने में जोखिम भी है। हम इसे जोखिम इसलिए कहते हैं, क्योंकि कई बार उपचार में विलंब होने से रोग जटिल हो जाता है। इससे रोग दीर्घकालीन अवधि तक कायम रहता है अथवा समय पर जीवन-रक्षक उपचार नहीं हो पाता। हालाँकि ऐसी दुर्घटनाएँ यदा-कदा ही होती हैं, तथापि सावधानी के रूप में रोग की सही पहचान होने के उपरांत ही इस पुस्तक में सन्निहित दिशा-निर्देशों का प्रयोग किया जाना चाहिए, आपातकालीन स्थिति में जब रोगी चिकित्सक के आगमन की प्रतीक्षा कर रहा हो अथवा जब उसे अस्पताल में भरती कराने ले जाया जा रहा हो, उस समय भी प्राथमिक चिकित्सा के रूप में प्रेशर दिया जा सकता है।

आप इस पुस्तक को रोग-निवारण हेतु अत्यंत उपयोगी होने के साथ-साथ दैनिक जीवन में विभिन्न प्रकार के रोगों से रोगी को छुटकारा दिलाने में सहायक पाएँगे, यदि इसका सम्यक् उपयोग किया जाए।

भूमिका

जब कोई व्यक्ति बीमार होता है तो वह रोग के उपचार हेतु चिकित्सा-विज्ञान की शरण में जाता है। व्यक्ति अपनी आवश्यकता एवं आस्था के अनुरूप एलोपैथी, होम्योपैथी, आयुर्वैदिक, यूनानी अथवा अन्य किसी चिकित्सा-प्रणाली की शरण में जाता है। इस संदर्भ में यह जानना अत्यंत महत्त्वपूर्ण है कि किसी खास चिकित्सा प्रणाली के प्रभाव अथवा उपयोगिता को दूसरे की तुलना में कम करके आँकने से कोई लाभ नहीं। जैसा कि पहले स्पष्ट किया जा चुका है, व्यक्ति अपनी आवश्यकता के अनुरूप चिकित्सा-पद्धति अपनाता है, अत: रोगी को रोग की तीव्रता एवं प्रकृति के साथ-साथ अपनी आस्था के अनुरूप चिकित्सा-पद्धति का चयन करना चाहिए।

एक्यूप्रेशर प्राचीनतम प्रभावी चिकित्सा-पद्धतियों में से एक है। यह पूर्णतया प्राकृतिक उपचार पर आधारित है। चूँकि इस उपचार-पद्धति के अंतर्गत रोगी को कोई दवा नहीं दी जाती है, इसलिए इससे कोई दुष्प्रभाव भी नहीं होता है। इससे दूसरा लाभ यह है कि रोगी को कोई भी दवा नहीं दिए जाने के कारण इसका किसी अन्य चिकित्सा-पद्धति के प्रति विरोध भी नहीं है। उदाहरणस्वरूप, आंशिक रूप से स्वस्थ होने तक रोगी एक्यूप्रेशर के साथ साथ किसी अन्य चिकित्सा-पद्धति के द्वारा भी इलाज करवा सकता है, तत्पश्चात् जैसे-जैसे स्वास्थ्य-लाभ होता जाए, संबद्ध चिकित्सक के परामर्श से ओषधि की मात्रा कम की जा सकती है।

इस पद्धति को स्वीकार करने एवं लागू करने के पीछे सामान्य सिद्धांत यह है कि मनुष्य के शरीर में सभी रोगों के निवारण की जीवनी शक्ति स्वत: विद्यमान है। आवश्यकता केवल इस बात की है कि संपूर्ण ऊर्जा को सक्रिय करके उसे समुचित दिशा दी जाए। इस उद्देश्य को प्राप्त करने के लिए एक्यूप्रेशर के माध्यम से उपचार करते समय रिफ्लेक्सोलॉजी के सिद्धांत का उपयोग किया जाता है। ऐसा माना जाता है कि शरीर के अधिकांश महत्त्वपूर्ण अंगों के प्रतिबिंब केंद्र हथेलियों एवं तलवों में पाए जाते हैं। इन प्रतिबिंब केंद्रो को 'प्रतिक्रिया बिंदु' भी कहा जाता है। जब कोई

व्यक्ति किसी रोग से पीड़ित रहता है तो प्रभावित अंग से संबंधित बिंदु संवेदनशील हो जाता है और उसे दबाने पर दर्द होता है।

इस पद्धति से उपचार के चमत्कारी परिणामों को देखते हुए चिकित्सा की अन्य पद्धतियों के नियमित अभ्यासकर्ताओं ने भी एक्यूप्रेशर में रुचि लेते हुए इसका प्रयोग शुरू कर दिया है। इस पद्धति का अनुसरण करने पर कोई दुष्प्रभाव नहीं होता, क्योंकि इसके अंतर्गत न तो ओषधि की आवश्यकता होती है और न ही किसी प्रकार की शल्य चिकित्सा की जाती है। एक्यूप्रेशर के माध्यम से उपचार का अन्य लाभ यह है कि यह न केवल रोग-निवारक है अपितु आरोग्यकर भी है। सप्ताह में दो दिन घर बैठे 20-25 मिनट प्रतिदिन विशिष्ट प्रतिबिंब केंद्रों पर प्रेशर देने से बिना पैसा खर्च किए रोग-निवारण हेतु आप संपूर्ण एक्यूप्रेशर प्रक्रिया अपना सकते हैं। प्रारंभ में यह उचित होगा कि किसी एक्यूप्रेशर चिकित्सक के मार्गदर्शन में कम-से-कम एक सप्ताह तक अभ्यास किया जाए, ताकि अभ्यासकर्ता प्रतिबिंब बिंदुओं की पहचान करना सीख सके। नए लोगों के लिए **यह जानना आवश्यक है कि किन बिंदुओं पर दबाव दिया जाए, कितना दबाव दिया जाए और कितनी देर तक दबाव दिया जाए।**

जब कोई व्यक्ति किसी रोग से पीड़ित होता है तो प्रभावित अंग से संबंधित प्रतिबिंब केंद्र अथवा उस मध्याह्न रेखा पर पड़नेवाला प्रतिबिंब बिंदु अत्यंत संवेदनशील हो जाता है। जब हम इन प्रतिबिंब बिंदुओं पर दबाव डालते हैं तो इनमें से कुछ बिंदु बहुत दर्द करने लगते हैं। यहाँ तक कि इनसे स्पर्श होने पर भी रोगी को चुभन जैसा दर्द होता है। रोगी को यह अनुभूति होती है जैसे किसी ने वहाँ कोई कील अथवा काँच का टुकड़ा चुभो दिया हो।

इस प्रकार जिन बिंदुओं के स्पर्श मात्र से असामान्य रूप से दर्द होता है, दबाव डालने के लिए वही बिंदु उपयुक्त होता है। ऐसे बिंदुओं की पहचान तलवे एवं हथेली में करना श्रेयस्कर होगा। नवप्रशिक्षित लोगों के लिए दबाव डालने से पूर्व ऐसे बिंदुओं पर कलम से निशान लगाना उचित रहेगा। कुछ ही दिनों के अंदर ऐसा लगेगा कि दर्द की चुभन अब नहीं रही अथवा बहुत कम हो गई है। इसका तात्पर्य यह है कि संबंधित अंग ठीक से काम करने लगा है। यहाँ यह कहना उचित होगा कि एक्यूप्रेशर तकनीक न सिर्फ रोग-निवारक एवं आरोग्यकर है, अपितु एक सीमा तक रोग निदान करनेवाली भी है। एक बार जब रोग की सही पहचान हो जाती है तो एक्यूप्रेशर पद्धति के अंतर्गत उसका उपचार सुचारु रूप से किया जा सकता है।

विषय-सूची

भाग–1

एक्यूप्रेशर के सामान्य पहलू

एक्यूप्रेशर एवं एक्यूपंक्चर में अंतर

ऐसा कहा जाता है कि एक्यूप्रेशर एवं एक्यूपंक्चर दोनों चिकित्सा-पद्धतियाँ चीनी तकनीक पर आधारित हैं। दोनों प्रतिबिंब-शास्त्र (रिफ्लेक्सोलॉजी) का अनुसरण करती हैं, किंतु इन दोनों के बीच मूल अंतर उपचार की विधि का है। एक्यूप्रेशर में दबाव उँगली अथवा अँगूठे, कठोर रबर, प्लास्टिक या लकड़ी से बने उपकरण, जिसे प्राय: 'जिमि' कहते हैं अथवा रोलर की सहायता से दिया जाता है। इसके अंतर्गत प्रभातित क्षेत्र जहाँ प्रतिबिंब बिंदु स्थित हैं वहाँ रोलिंग द्वारा उत्तेजना प्रदान की जाती है। एक्यूपंक्चर में विभिन्न बिंदुओं पर सुई चुभोई जाती है और निम्न शक्ति-युक्त विद्युत् तरंगों को प्रवाहित कर अथवा अन्य उन्नत पद्धतियों का उपयोग कर उत्तेजना प्रदान की जाती है।

ऐसा महसूस किया गया है कि अधिकांश लोग एक्यूपंक्चर की तुलना में एक्यूप्रेशर के माध्यम से उपचार कराना अधिक पसंद करते हैं। ऐसा इसलिए होता है कि एक्यूप्रेशर की तुलना में एक्यूपंक्चर महँगी एवं क्लिष्ठ चिकित्सा-पद्धति है। इस बात का हमेशा ध्यान रखना पड़ता है कि प्रशिक्षित एक्यूपंक्चर विशेषज्ञ से ही उपचार कराया जाए। चूँकि सुई चुभोने की प्रक्रिया में बहुत ही सावधानी रखनी पड़ती है। दूसरी ओर, एक्यूप्रेशर बहुत ही सरल प्रक्रिया है। लोग घर बैठे इसे अपना सकते हैं। अत: आर्थिक रूप से भी यह एक सस्ती पद्धति है। सामान्य समझ-बूझवाला व्यक्ति भी घर बैठे इसे अपना सकता है, हालाँकि प्रारंभ में किसी के मार्गदर्शन में ही इस पद्धति को अपनाना चाहिए। इसमें न तो सुई चुभोई जाती है और न ही विद्युत् तरंग प्रवाहित की जाती है और न ही कोई दवाई दी जाती है।

एक्यूपंक्चर के अंतर्गत चीनवासियों ने हथेली, तलवे, चेहरा, कान, पीठ सहित संपूर्ण शरीर पर सैकड़ों बिंदुओं की पहचान की है; किंतु रोग के उपचार के लिए एक्यूप्रेशर के अंतर्गत नियमित रूप से हथेली एवं तलवे से संबंधित प्रतिबिंब बिंदुओं पर दबाव डालना ही पर्याप्त होता है। तलवे के मुख्य प्रतिबिंब केंद्रों पर दबाव डालने से वांछित परिणाम प्राप्त हो जाता है। ऐसा पाया गया है कि तलवे के प्रतिबिंब केंद्र हथेलियों के प्रतिबिंब केंद्र की तुलना में अधिक

प्रभावी होते हैं। अतएव हथेलियों की तुलना में तलवों पर अधिक देर तक दबाव डालना चाहिए।

शरीर के विभिन्न अंगों के प्रतिबिंब बिंदु

यद्यपि तलवे के प्रतिबिंब बिंदु अधिक प्रभावी होते हैं तथापि सामान्य रूप से हथेली और तलवे दोनों पर दबाव डालना उचित होगा। यदि समय का अभाव अथवा कोई अन्य कारण हो तथा दोनों पर दबाव डालना संभव नहीं हो तो ऐसी स्थिति में केवल तलवों पर ही दबाव डाला जा सकता है।

इस संदर्भ में यह स्पष्ट करना उपयुक्त होगा कि शरीर के सभी अंगों से संबंधित प्रतिबिंब बिंदु हथेली और तलवे दोनों पर स्थित हैं। केवल हृदय और यकृत से संबंधित प्रतिबिंब बिंदुओं को छोड़कर अन्य सभी अंगों से संबंधित प्रतिबिंब बिंदु जोड़े के रूप में हथेली और तलवे में स्थित रहते हैं। शरीर के बाएँ भाग में स्थित अंगों के प्रतिबिंब बिंदु बाईं हथेली और तलवे पर स्थित होते हैं तथा इसी प्रकार शरीर के दाएँ भाग में स्थित अंगों से संबंधित प्रतिबिंब बिंदु दाईं हथेली एवं तलवे पर स्थित होते हैं। सुविधा एवं सरलतापूर्वक समझने के उद्‌देश्य से शरीर के विभिन्न अंगों से संबंधित प्रतिबिंब बिंदुओं को इस पुस्तक के अंत में चित्र द्वारा दरशाया गया है।

प्रतिबिंब बिंदुओं की पहचान कैसे करें

शरीर के विभिन्न अंगों से संबंधित प्रतिबिंब बिंदुओं का ज्ञान होने के पश्चात् अगला महत्त्वपूर्ण कार्य इन बिंदुओं की पहचान करना है, ताकि उनपर दबाव दिया जा सके। एक बार जब रोग की सही पहचान हो जाती है तो व्यक्ति प्रभावित अंग से संबंधित प्रतिबिंब बिंदुओं पर दबाव डालना आरंभ कर सकता है और अनुकूल परिणाम प्राप्त कर सकता है।

एक महत्त्वपूर्ण तथ्य ध्यान में रखना चाहिए कि जिस अंग में समस्या रहती है, उससे संबंधित प्रतिबिंब बिंदुओं पर आंशिक स्पर्श मात्र से भी काफी दर्द होता है। हथेली और तलवों पर स्थित ऐसे प्रतिबिंब बिंदु अत्यंत संवेदनशील हो जाते हैं। यह दर्द असामान्य होता है, लगता है जैसे किसी ने कील ठोंक दी हो। जिन बिंदुओं पर दबाव डालने से इस प्रकार के दर्द की अनुभूति हो उन बिंदुओं को चिह्नित किया जाना चाहिए। आप पाएँगे कि उपचार प्रारंभ करने के आरंभिक कुछ दिनों में ऐसे संवेदनशील बिंदु दबाव डालने से और संवेदनशील हो जाते हैं; किंतु कुछ दिनों के पश्चात् इन बिंदुओं पर दर्द कम होता जाता है, जिससे पता चलता है कि उपचार

सफलता की ओर अग्रसर है। एक बार जब रोगी पूर्णतया ठीक हो जाता है तो संबंधित प्रतिबिंब बिंदु पर दर्द नहीं के बराबर रह जाता है।

उपचार की अवधि

संपूर्ण निदान हेतु उपचार की अवधि में रोगी की स्थिति और प्रकृति के अनुरूप अंतर होता है। यह अंतर रोग की प्रकृति, रोगी की उम्र और उसके सामान्य स्वास्थ्य पर निर्भर करता है। अतएव इस उपचार के अंतर्गत ठीक होने की अवधि में भी प्रत्येक व्यक्ति के बीच अंतर होता है। गठिया, फ्रोज़न शोल्डर और लकवा को छोड़कर अन्य सभी बीमारियों में लगभग दस से पंद्रह बैठकों में रोग का निदान हो जाता है। केवल लकवा, फ्रोज़न शोल्डर और गठिया के उपचार में तीन से छह महीने तक का समय लग सकता है। किंतु यह निश्चित है कि नियमित रूप से उपचार करते रहने पर देर-सवेर रोग से छुटकारा अवश्य मिल जाता है।

अंगों का उपचार, न कि रोग का

एक्यूप्रेशर प्राकृतिक चिकित्सा-पद्धति की एक प्रमुख शाखा है। इस उपचार-पद्धति के अंतर्गत रोगी को किसी प्रकार की दवा नहीं दी जाती, क्योंकि हम यह मानते हैं कि रोग-निवारक क्षमता शरीर में स्वत: विद्यमान होती है। शरीर की इस शक्ति को 'जीवनी शक्ति' कहते हैं। यह शक्ति शरीर में स्थित विभिन्न मध्याह्नों से प्रवाहित होती हुई विभिन्न अनिवार्य अंगों को संबल प्रदान करती रहती है। जब शरीर के विभिन्न अंगों से संबंधित मध्याह्न से होकर जीवनी शक्ति का प्रवाह बाधित होता है तो उन अंगों के क्रिया-कलाप प्रभावित होते हैं।

परिणामस्वरूप संबंधित मध्याह्न पर पड़नेवाले अंग अपनी वांछित क्षमता के अनुरूप कार्य नहीं कर पाते हैं और हम कहते हैं कि अमुक व्यक्ति स्वस्थ नहीं है अथवा रोगग्रस्त है। जब हम प्रभावित अंगों से संबंधित प्रतिबिंब बिंदुओं पर दबाव डालना आरंभ करते हैं तो जीवनी शक्ति के प्रवाह का अवरोध करनेवाले कारण शनै:-शनै: दूर होते जाते हैं और वे अंग पुन: अपनी क्षमता के अनुरूप क्रियाशील हो जाते हैं, फलत: रोगी स्वस्थ हो जाता है। इस प्रकार यह कहना उचित होगा कि एक्यूप्रेशर के माध्यम से हम रोग का नहीं, अपितु शरीर के अंगों का (रोगी का) उपचार करते हैं। एक बार जब प्रभावित अंग सशक्त रूप से पूर्णतया क्रियाशील हो जाता है तो रोग का स्वत: अंत हो जाता है।

दबाव डालने की विधि

प्रतिबिंब केंद्रों के स्थान-निर्धारण के पश्चात् अगला महत्त्वपूर्ण प्रश्न यह उठता है कि इन बिंदुओं पर दबाव किस प्रकार डालना चाहिए, ताकि दर्द से परेशान रोगी को अधिक कष्ट न हो। रोगी का उपचार करते समय यदि निम्नलिखित प्रक्रिया अपनाई जाए तो कार्य अत्यंत आसान हो जाएगा—

- रोगी अत्यंत सहज स्थिति में बैठा हुआ हो।
- चिकित्सक रोगी को यह स्पष्ट रूप से बताए कि रोगी के विभिन्न प्रतिबिंब बिंदुओं पर किस प्रकार दबाव डाला जाएगा। यदि रोगी को यह पता चल जाए कि दबाव डालने से जो दर्द हो रहा है वह अल्पावधि के लिए है—अर्थात् अँगूठा अथवा उपकरण से दबाने पर जो दर्द हो रहा है वह इनके हटाते ही समाप्त हो जाएगा तो रोगी उस दर्द को आसानी से सहन कर लेगा। इस प्रकार रोगी के मस्तिष्क से भय समाप्त हो जाता है और उसकी ग्रहणशीलता बढ़ जाती है।
- आरंभ में हलका अथवा मध्यम स्तर का दबाव डालना चाहिए और रोगी के दर्द सहने की शक्ति का अनुमान होने के पश्चात् ही यदि आवश्यक हो तो धीरे-धीरे दबाव बढ़ाना चाहिए।
- दबाव के संबंध में रोगी एवं चिकित्सक के बीच पूरी समझ-बूझ होनी चाहिए। चिकित्सक अथवा रोगी—किसी की भी ओर से रोगी की सहन-शक्ति से अधिक दबाव डालने या सहन करने का प्रयास नहीं होना चाहिए।
- दबाव डालने से पूर्व हथेली अथवा तलवे के संबंधित क्षेत्र पर लगभग एक-दो मिनट तक जिम्मी की सहायता से रोलिंग की जानी चाहिए। इससे प्रतिबिंब बिंदु सक्रिय हो जाते हैं और दबाव ग्रहण करने के लिए अधिक उपयुक्त बन जाते हैं।
- विभिन्न प्रतिबिंब बिंदुओं पर प्राय: 8 से 10 सेकंड तक दबाव डाला जा सकता है और इस प्रक्रिया की दो-तीन बार आवृत्ति की जा सकती है। प्रत्येक प्रतिबिंब बिंदु पर दबाव की कुल अवधि 30 सेकंड तक हो सकती है। बहुत ज्यादा दबाव देने से बिंदु अत्यंत संवेदनशील हो जाएगा, जिसके फलस्वरूप उपचार अवधि बढ़ जाएगी। दबाव डालने की प्रक्रिया केवल एक विज्ञान ही नहीं, अपितु कला भी है। यदि दबाव ठीक से न डाला जाए—अर्थात् सही विधि से, उचित मात्रा में, समुचित अवधि

तक तथा सही बिंदु पर दबाव न डाला जाए तो उत्साहवर्धक परिणाम नहीं मिल पाते हैं।

दबाव की सीमा एवं अवधि

इस विषय में विभिन्न एक्यूप्रेशर चिकित्सकों के विभिन्न मत हैं। जहाँ कुछ चिकित्सक यह मानते हैं कि भारी दबाव डालना चाहिए वहीं अन्य चिकित्सकों का मत है कि अल्प अथवा मध्यम स्तरीय दबाव डालना चाहिए। इसी प्रकार दबाव की आवृत्ति के संबंध में भी मतांतर है। इस संबंध में कोई कठोर एवं सर्वमान्य नियम नहीं है, तथापि अपने व्यावहारिक अनुभवों के आधार पर हम कह सकते हैं कि रोग की प्रकृति, रोग की अवधि एवं रोगी की उम्र के आधार पर दबाव की सीमा एवं अवधि में अलग-अलग रोगियों के बीच अंतर होता है। यदि आरंभ में अत्यधिक दबाव डाला जाएगा तो रोगी अपनी सहन-शक्ति के संबंध में चिकित्सक को ठीक से नहीं बता पाएगा और रोगी ठीक से अपनी प्रतिक्रिया भी व्यक्त नहीं कर पाएगा। ऐसे में प्रतिबिंब बिंदु अत्यंत नाजुक हो जाएँगे और परिणाम भी प्रतिकूल हो जाएगा। अगली बैठक में वह रोगी प्रतिबिंब बिंदुओं के अत्यधिक संवेदनशील होने के कारण दबाव सहन करने की स्थिति में नहीं रह पाएगा, जिससे उपचार की समयावधि बढ़ जाएगी। यदि चिकित्सक रोगी को दबाव से संबंधित बातें उपचार प्रारंभ करने से पहले ही समझा देता है तो रोगी अधिक दबाव महसूस किए जाने पर चिकित्सक को दबाव की सीमा कम करने के लिए तुरंत कह सकता है।

जहाँ तक दबाव की अवधि का प्रश्न है, प्रत्येक प्रतिबिंब केंद्र पर 8 से 10 सेकंड तक दबाव डाला जा सकता है। प्रत्येक बिंदु पर दो-तीन बार दबाव डाला जा सकता है। सामान्य रूप से प्रत्येक प्रतिबिंब केंद्र पर उत्तरोत्तर क्रम में अधिकतम 30 सेकंड तक दबाव डाला जा सकता है, तथापि दर्द अधिक होने की स्थिति में एक विशेष प्रतिबिंब बिंदु पर 8-10 सेकंड तक दबाव डालने के पश्चात् दूसरे बिंदु पर दबाव डाला जा सकता है और कुछ समय के पश्चात् पुनः पहलेवाले प्रतिबिंब केंद्र पर लौटा जा सकता है। प्रेशर कब दिया जाए, अर्थात् एक बार प्रेशर देने के बाद कितने समय बाद फिर से प्रेशर दिया जाए, इस विषय पर भी कोई विशिष्ट नियम नहीं है, किंतु हम अपने विगत अनुभवों के आधार पर वर्षों तक शरीर की प्रतिक्रिया के अवलोकन के पश्चात् कह सकते हैं कि प्रारंभ में यथासंभव तीन दिनों तक प्रतिदिन दिन में एक बार दबाव डालना चाहिए और तत्पश्चात् अगले दो सप्ताह तक एक दिन के अंतराल पर दबाव डालना

चाहिए। यदि आवश्यक हो तो इसके उपरांत अगले दो-तीन सप्ताह तक सप्ताह में दो बार दबाव डालना चाहिए।

दबाव किस प्रकार कार्य करता है

अब तक आप यह समझ गए होंगे कि शरीर में रोग-निवारक क्षमता स्वतः विद्यमान रहती है और व्यक्ति तभी रोगग्रस्त होता है जब किसी विशेष कारण से प्रवाहित होनेवाली इस जीवनी शक्ति के मार्ग में अवरोध उत्पन्न होता है। कई बार इस शक्ति का प्रवाह इसलिए भी बाधित होता है कि शक्ति प्रवाह मार्ग में कई अवांछित पदार्थ जमा हो जाते हैं, फलस्वरूप शरीर में विद्यमान विभिन्न प्रणालियों को सुचारु रूप से कार्य करने के लिए समुचित मात्रा में जीवन शक्ति नहीं मिल पाती और अंग शिथिल हो जाते हैं। इसके कारण प्रभावित अंगों से संबंधित प्रतिबिंब बिंदुओं पर जब दबाव डाला जाता है तो कील अथवा काँच के चुभने का-सा आभास होता है और असहनीय दर्द होता है।

यह चुभन तब होती है जब दबाव डाला जाता है। ऐसा इसलिए होता है, क्योंकि प्रतिबिंब बिंदुओं पर रवेदार पदार्थ जमा हो जाते हैं और प्रेशर पड़ने पर ये टूटने लगते हैं और चुभन का आभास होता है तथा रक्त-प्रवाह के साथ उस स्थान से प्रवाहित होकर शरीर से बाहर निकलने लगते हैं। धीरे-धीरे प्रभावित अंग से संबंधित प्रतिबिंब बिंदु के इर्द-गिर्द जमा सभी प्रकार के रवादार पदार्थ हट जाते हैं और वह स्थान अवांछित पदार्थों से मुक्त हो जाता है। इससे प्रभावित मध्याह्न में जीवनी शक्ति का प्रवाह पुनः होने लगता है। अमुक मध्याह्न में पड़नेवाला अंग पुनः अपनी शक्ति प्राप्त कर लेता है और अपनी अपेक्षित क्षमता के अनुरूप पुनः सक्रिय हो जाता है। इस प्रकार रोग का अंत हो जाता है और रोगी स्वस्थ हो जाता है। इसलिए ऐसा कहा जाता है कि एक्यूप्रेशर पद्धति के अंतर्गत हम रोग का उपचार नहीं करते, अपितु शरीर के अंगों को संबल प्रदान करते हैं। जब शरीर के अंग पूर्ण क्षमता के साथ सुचारु रूप से कार्य करना आरंभ कर देते हैं तो शरीर में रोग के लिए कोई स्थान ही नहीं बचता।

एक्यूप्रेशर एक रोग-निवारक पद्धति है

इस पुस्तक में विभिन्न प्रकार के रोगों के निदान हेतु सुझाए गए उपायों का यदि आप अक्षरशः अभ्यास करते हैं तो शीघ्र ही आपको अनुभूति होगी कि शरीर के विभिन्न अंगों से संबंधित मध्याह्न मार्ग में विद्यमान अवरोधों को दूर कर

विभिन्न अंगों को शक्ति प्रदान करने हेतु शरीर की जीवनी शक्ति को सम्यक् दिशा प्रदान करते हुए शरीर में विद्यमान इस शक्ति का उपयोग कर एक्यूप्रेशर में अद्‌भुत रोग-निवारक क्षमता है।

यदि कोई व्यक्ति गुरदे, यकृत, हृदय, उदर, अंत:स्रावी ग्रंथियों, तंत्रिका तंत्र से संबंधित प्रतिबिंब बिंदुओं पर नियमित दबाव डालना प्रारंभ करता है तो इससे रोगों का स्वत: निवारण होता है। उपर्युक्त प्रतिबिंब बिंदुओं को दुरुस्त रखने के लिए एक्यूप्रेशर तकनीक का उपयोग करते हुए प्रतिदिन 15 से 20 मिनट तक दबाव डालना पर्याप्त होगा।

सावधानी

निम्नलिखित परिस्थितियों में एक्यूप्रेशर उपचार-पद्धति न अपनाई जाए—

(क) गर्भावस्था के दौरान,

(ख) टूटी हुई हड्डी के आस पास,

(ग) संक्रामक रोग से ग्रस्त रोगी पर।

उपर्युक्त स्थितियों में एक्यूप्रेशर पद्धति से लाभ होने की अपेक्षा हानि हो सकती है।

एक्यूप्रेशर मनुष्य के शरीर में प्राकृतिक रूप से विद्यमान रोग-निवारक शक्ति के उपयोग द्वारा रोग-मुक्त करनेवाली उपचार-पद्धति है। व्यक्ति को हृदय, गुरदे, मस्तिष्क, यकृत जैसे अंगों के रोगग्रस्त होने पर स्वयं अथवा किसी अन्य व्यक्ति की मदद से केवल गैर-परंपरागत उपचार-पद्धतियों का सहारा नहीं लेना चाहिए।

ऐसी स्थिति में रोगी को किसी चिकित्सक, शल्य-चिकित्सक अथवा अनुभवी एवं सुयोग्य होम्योपैथ विशेषज्ञ के मार्गदर्शन में उपचार कराना चाहिए, तथापि ऐसी चिकित्सा-पद्धति के अंतर्गत उपचार कराने के साथ-साथ किसी प्रशिक्षित एक्यूप्रेशर विशेषज्ञ की सलाह अथवा उनके प्रत्यक्ष मार्गदर्शन में दबाव डलवाया जा सकता है, क्योंकि ऐसा करने से अत्यंत उत्साहवर्धक परिणाम प्राप्त हुए हैं। एक्यूप्रेशर का किसी अन्य चिकित्सा-पद्धति से लेश मात्र भी विरोध नहीं है, क्योंकि इसके अंतर्गत उपचार करते समय किसी भी प्रकार की दवा नहीं दी जाती है।

यदि आपको लगता है कि कोई व्यक्ति हृदय आघात से पीड़ित है, किसी को दुर्घटनाग्रस्त होने पर रक्त बह रहा है अथवा किसी व्यक्ति को बिजली का झटका लग गया है तो उनपर प्राथमिक उपचार के रूप में एक्यूप्रेशर संबंधी दबाव डालने में कोई हानि नहीं है। हालाँकि रोगी को निकटतम अस्पताल अथवा नर्सिंगहोम तक ले जाने या डॉक्टर को बुलाने में तनिक भी देर नहीं करनी चाहिए, तथापि अस्पताल

पहुँचने अथवा चिकित्सा सुविधा प्राप्त होने तक रोगी पर प्राथमिक चिकित्सा के रूप में एक्यूप्रेशर का प्रयोग करने से उसे काफी आराम मिलता है। इसी प्रकार गुरदा, तंत्रिका तंत्र एवं यकृत से संबंधित रोगों में अन्य चिकित्सा-पद्धति के साथ-साथ एक्यूप्रेशर का उपयोग करने से अत्यंत उत्साहवर्धक परिणाम प्राप्त हुए हैं।

एक्यूप्रेशर के उपकरण—एक परिचय

जैसा कि एक्यूप्रेशर नाम से ही स्पष्ट है कि दबाव अँगूठे से डालना चाहिए; किंतु यदि एक ही क्रम में एक से अधिक रोगियों का उपचार किया जाना हो तो दबाव डालने के लिए किसी उपकरण का प्रयोग करना श्रेयस्कर होता है। ऐसा करने से न केवल चिकित्सक की शक्ति का संरक्षण होता है, अपितु रोगी भी पर्याप्त दबाव ग्रहण करने से लाभान्वित होता है।

बाजार में ऐसे कई उपकरण उपलब्ध हैं, जिनके नाम नीचे दिए गए हैं। किंतु यहाँ पर कुछ खास उपकरणों यथा—जिम्मी, मैजिक मसाजर एवं फुट रोलर का उल्लेख करना ही उपयुक्त होगा, जिनकी मदद से दबाव डालने की तकनीक से अनभिज्ञ होते हुए भी रोगी लाभान्वित हो सकता है। ये उपकरण हैं—

1. जिम्मी
2. मैजिक मसाजर
3. पिरामिड प्लेट
4. ट्विस्टर
5. फुट रोलर
6. हैंड रोलर
7. बैक रोलर
8. वाइब्रेटर
9. पावर एक्सरसाइजर।

क्रम संख्या 1, 2 एवं 5 पर वर्णित उपकरणों की मदद से किस प्रकार दबाव डाला/ प्राप्त किया जाता है तथा इससे कैसे लाभान्वित हुआ जा सकता है, इसका वर्णन नीचे दिया जा रहा है—

1. जिम्मी

सामान्य रूप से यह उपकरण सख्त रबर अथवा लकड़ी का बना होता है। इससे रोगी को बिना कोई क्षति पहुँचाए दबाव दिया जा सकता है। अच्छी तरह से

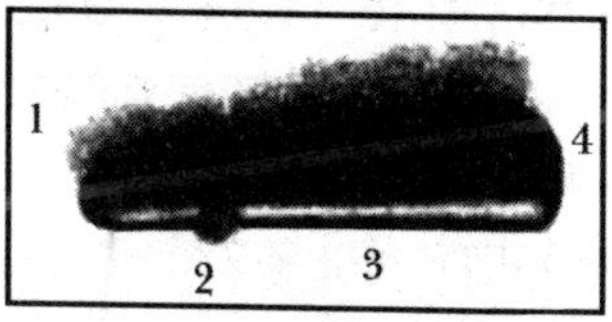

समझने के लिए उपकरण को चार भागों में बाँटा गया है और उन भागों को अंकित किया गया है।

चित्र से स्पष्ट है कि बिंदु संख्या-4 अर्थात् आधार पर यह उपकरण मोटा होता है तथा बिंदु संख्या-1 अर्थात् उपकरण का शीर्ष पतला होता है। इस उपकरण की इस प्रकार की आकृति रखने के पीछे विशेष उद्देश्य है। चित्र में दरशाए गए बिंदु सं.-3 के माध्यम से घुमाकर दबाव डालने में इस उपकरण को पकड़ते समय सुविधा रहती है। जिस स्थान पर इसे घुमाया जाता है वह उत्तेजित (सक्रिय) हो जाता है। जहाँ किसी नियत बिंदु पर दबाव डालने की आवश्यकता होती है वहाँ उपकरण के पतले भाग से दबाव डाला जाता है (बिंदु संख्या-1) तथा जहाँ हथेली से दबाव डालने की आवश्यकता होती है वहाँ उपकरण के आधार अर्थात् मोटे भाग (बिंदु संख्या-4) की ओर से दबाव डाला जाता है। घुमाकर दबाव डालने में सहारा लेने के लिए हेतु बिंदु संख्या-2 का नोदक सहायक होता है। इससे गहरा दबाव डालने में भी सहायता मिलती है।

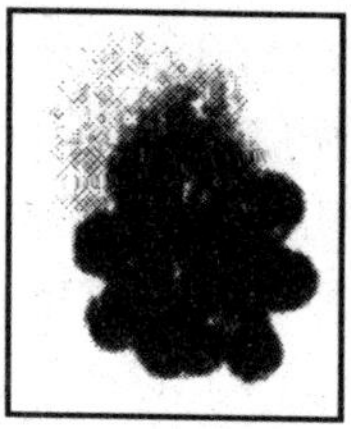

2. मैजिक मसाजर

इस उपकरण को देखने से पता चलता है कि इसमें चौदह नोदक (किनारे) होते हैं। जब इस उपकरण को एक हथेली में अथवा दोनों हथेलियों में संयुक्त रूप से दबाया जाता है तो इससे एक ही साथ कई प्रतिबिंब केंद्रों पर दबाव पड़ता है। इस प्रकार इसके संपर्क में आनेवाले सभी बिंदु सक्रिय हो जाते हैं।

यही कारण है कि इस उपकरण का नाम 'मैजिक मसाजर' रखा गया है। 3 से 5 मिनट तक दबाव डालने पर हमारे शरीर के अधिकांश प्रमुख अंगों से संबंधित प्राय: सभी प्रतिबिंब बिंदुओं का स्पर्श किया जा सकता है। ये बिंदु सक्रिय हो जाते हैं और शरीर के विभिन्न अंगों से संबंधित प्रतिबिंब केंद्रों की समुचित देखभाल करते हुए रोगों का निवारण करते हैं। यह उपकरण विशेष रूप से उन बुजुर्गों के लिए अत्यंत लाभकारी है, जो न तो किसी चिकित्सक के पास जा सकते हैं और न ही किसी चिकित्सक को अपने घर बुला सकते हैं। यह उपकरण बाजार में आसानी से उपलब्ध है तथा यह कम कीमत पर मिल जाता है। इससे लाभ लेने हेतु इसका उपयोग करने के लिए किसी विशेष प्रशिक्षण की आवश्यकता नहीं होती है। दोनों हथेलियों के बीच कुल मिलाकर 3 से 5 मिनट तक दबाने की आवश्यकता होती है।

ऐसा करने के लिए इसे दोनों हथेलियों के बीच एक स्थान पर 10–15 सेकंड रखकर दबाया जाता है फिर स्थान बदलकर पुनः 10–15 सेकंड रखकर दबाया जाता है और फिर इसकी स्थिति बदलकर पुनः 10–15 सेकंड दबाते हैं तथा यह प्रक्रिया पूरी हथेलियों में बार–बार दोहराते हैं, ताकि शरीर के विशिष्ट अंगों के प्रतिबिंब केंद्र उत्तेजित हो सकें और विभिन्न अंग सुचारु रूप से कार्य करने लगें।

3. फुट रोलर

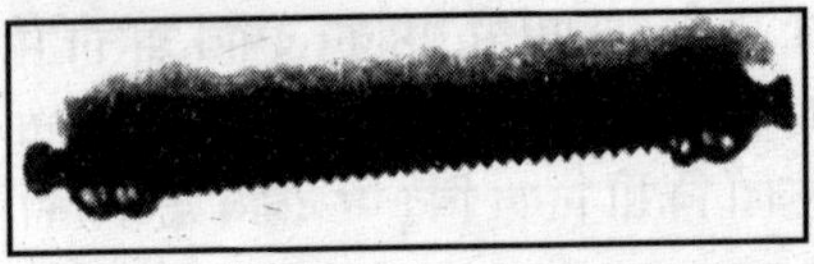

एक्यूप्रेशर से संबंधित यह उपकरण देखने में अत्यंत सरल लगता है, किंतु यह अत्यधिक उपयोगी है। यदि इस रोलर पर दोनों तलवे रखकर हलका अथवा मध्यम स्तरीय दबाव डालकर घुमाया जाता है तो इससे थकान अथवा तनाव दूर किया जा सकता है। लगभग 3 मिनट तक इसपर दबाव डालने से संपूर्ण दिन की थकान दूर हो जाती है। यदि शरीर के कमर से निचले हिस्से में होनेवाले बवासीर, पीठ दर्द, साइटिका जैसे रोगों में इसका उपयोग किया जाता है तो एड़ी पर जोर से दबाव डालना चाहिए। इसी प्रकार कोष्ठबद्धता, वायु–विकार, अम्ल–पित्त जैसी समस्या में तलवे के मध्य भाग में जोर से दबाव डालना चाहिए। इस स्थान पर मध्यम दबाव से रोलर को घुमाने से बिना किसी ओषधि की सहायता के उपर्युक्त रोगों का उपचार किया जा सकता है। यदि सिर, नाक, कान, आँख, कंधे इत्यादि से संबंधित रोगों का उपचार करना हो तो तलवे के शीर्ष भाग पर दबाव डालना चाहिए—अर्थात् अँगूठे, उँगली के शीर्ष और पैर की उँगलियों के निचले हिस्से पर दबाव डालना चाहिए। ऐसा कुरसी अथवा पलंग पर बैठकर करना चाहिए।

इस रोलर का उपयोग वजन घटाने में भी किया जा सकता है। यदि पैर के तलवे के नीचे प्रतिदिन सुबह व शाम लगभग 3–4 मिनट तक तेजी से रोलिंग किया जाए तो प्रतिमाह दो किलोग्राम वजन में कमी आ सकती है। केवल इस बात की सावधानी रखनी चाहिए कि पहले दिन से ही 3 मिनट का दबाव नहीं डालना चाहिए। प्रारंभ में प्रत्येक दिन 1 मिनट तक दबाव डालना चाहिए। तीसरे दिन आधा मिनट बढ़ा देना चाहिए। इस प्रकार 10–15 दिन की अवधि के पश्चात् 3 मिनट तक दबाव आरंभ करना चाहिए। इससे कोई समस्या भी उत्पन्न नहीं होती। यदि कोई व्यक्ति पहले दिन ही 3 मिनट तक दबाव डालने का प्रयास करता है तो कुछ दिन तक उसके पैर आदि में जकड़न की अनुभूति होगी।

□

भाग–2

मानव शरीर की संरचना

मानव शरीर तंत्र

अंग

यह एक ऐसी संरचना है, जो सामान्य कार्य संपन्न करती है। शरीर के अधिकतर अंग युग्म में हैं, ताकि एक के क्षतिग्रस्त होने अथवा शल्य-क्रिया द्वारा हटाए जाने पर युग्म का दूसरा भाग अपनी गतिविधि बढ़ाकर पूरे युग्म का कार्य अकेले ही संपन्न करता है।

तंत्र

शरीर के विभिन्न तंत्रों के क्रिया-कलाप एक-दूसरे से जुड़े रहते हैं और वे आपस में मिलकर शरीर की गतिविधि को संचालित करते हैं।

1. **अस्थि-तंत्र (स्कैलेटल सिस्टम)**— इसके अंतर्गत शरीर की सभी अस्थि-उपास्थि एवं झिल्लियाँ रहती हैं। इससे मानव शरीर की आकृति यानी ढाँचा बनता है। यह मांसपेशियों को आधार प्रदान करता है। आँतों, हृदय, यकृत आदि अवयवों के लिए सुरक्षा कवच का काम करता है तथा इसमें खनिज पदार्थ संचित रहते हैं।

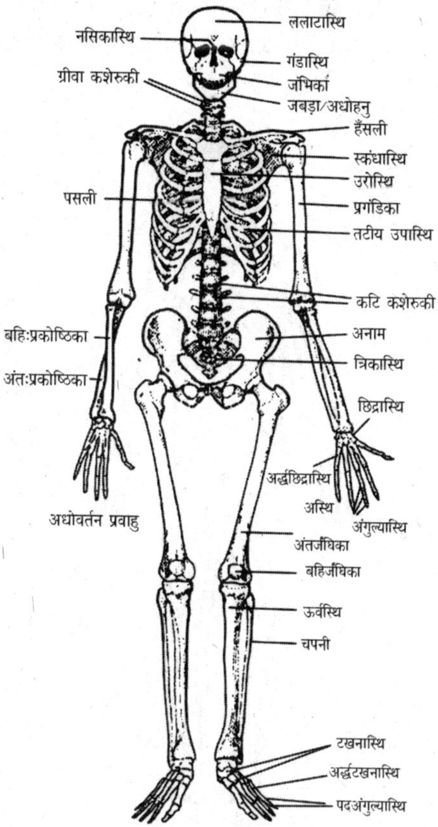

चित्र : कंकाल

2. **शरीर के आवरण (इंटेग्यूमेंट्री सिस्टम)**—इसके अंतर्गत त्वचा एवं उपांग आते हैं। ये वायुमंडल से हमारे शरीर की रक्षा करते हैं। इसके माध्यम से संवेदी सूचनाएँ प्राप्त होती हैं। ये शरीर के तापमान को नियंत्रित करते हैं।
3. **उच्चारण अवयव (आर्टिक्यूलर सिस्टम)**—इसके अंतर्गत शरीर के सभी अस्थि संधि, अस्थि बंध तथा झिल्ली आते हैं। ये सब शरीर की गतिशीलता में सहायक होती हैं।
4. **पेशी तंत्र (मस्क्यूलर सिस्टम)**—इसके अंतर्गत सभी संरचनात्मक मांसपेशियाँ, सुरक्षात्मक कोष तथा उससे जुड़ी थैली हैं। इसकी सहायता से हड्डियों का मुड़ना या चालन होता है।
5. **हृदय तंत्र (कार्डियो वैस्क्यूलर सिस्टम)**—इसके अंतर्गत हृदय आता है, जो शरीर के अशुद्ध रक्त को शुद्ध कर शरीर के अन्य भागों में पहुँचाता है।

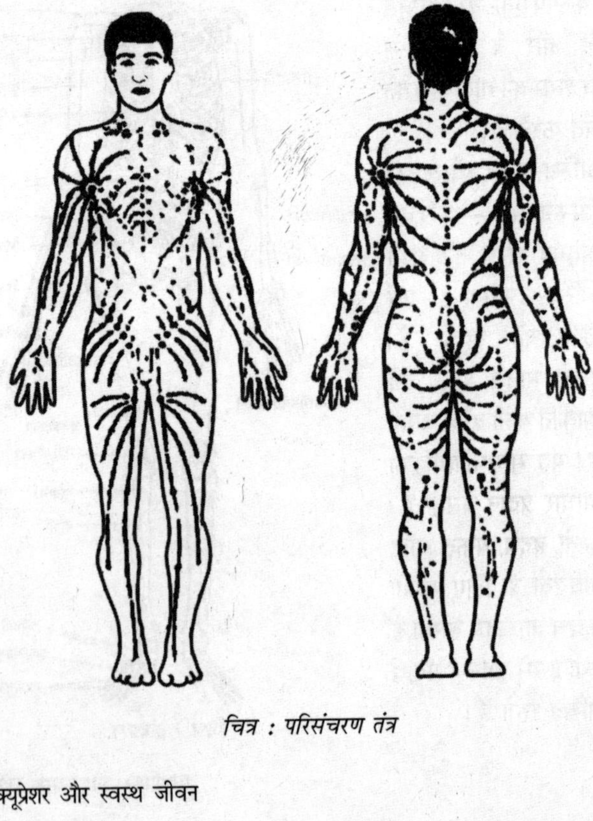

चित्र : परिसंचरण तंत्र

6. **परिसंचरण तंत्र (लिंफैटिक सिस्टम)**—इसके अंतर्गत वे सभी अंग आते हैं, जो शरीर में विद्यमान अतिरिक्त द्रव्यों को छानकर बाहर निकालते हैं तथा आवश्यक पदार्थों को हृदय तंत्र के माध्यम से शरीर की विभिन्न कोशिकाओं तक पहुँचाते हैं।
7. **श्वसन तंत्र (रैस्पींरेटरी सिस्टम)**—इसके अंतर्गत श्वास नली, फेफड़ा और श्वसनिका आते हैं। इसकी सहायता से मानव साँस लेने एवं छोड़ने का काम करता है। इसके अंतर्गत आहार नली एवं श्वास नली की शाखाएँ आती हैं। इसकी सहायता से शरीर में द्रव्यों के PH मान को नियंत्रित किया जाता है।
8. **मूत्र तंत्र (यूरिनरी सिस्टम)**—इसका मुख्य कार्य मूत्र-निर्माण, भंडारण एवं उसका उत्सर्जन है। इसके अंतर्गत मूत्राशय को सहायता पहुँचाने के लिए वृक्क, यूरेटर्स, ब्लैडर एवं यूरेथरा आदि होते हैं।
9. **पाचन तंत्र (डाइजेस्टिव सिस्टम)**—इसके अंतर्गत वे सभी अंग आते हैं, जो भोजन पचाने, उसे अवशोषित करने तथा अनुपयोगी पदार्थों को उत्सर्जित करने में सहायक होते हैं। इसके अंतर्गत मुँह, जिह्वा, दाँत, आहार नली, लारग्रंथि, आमाशय, आँत, पित्ताशय, यकृत इत्यादि आते हैं।

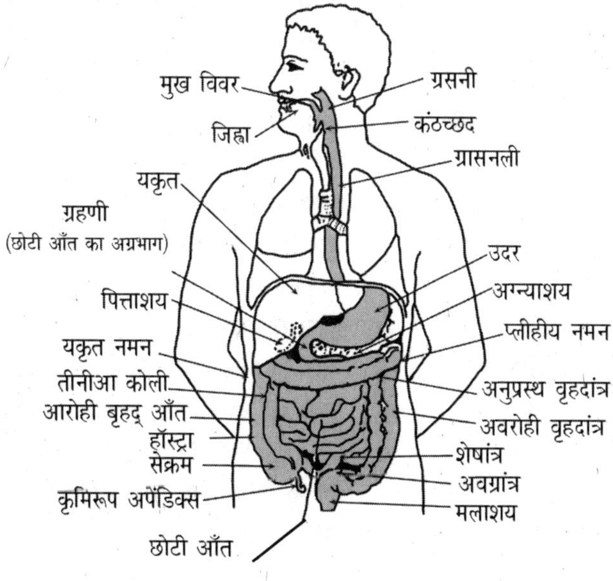

चित्र : पाचन-तंत्र

10. **अंतःस्रावी तंत्र (ऐंडोक्रीन सिस्टम)**—इसके अंतर्गत नलिका-विहीन ग्रंथियाँ आती हैं, जो द्रवों का स्राव करती हैं, जिनके सहारे शरीर के क्रिया-कलाप नियंत्रित होते हैं तथा शरीर में संतुलन बनाए रखते हैं। ये अंग हैं—डिंब ग्रंथि, पिट्यूटरी, एड्रीनल, थायरॉइड, पैराथायरॉइड, थायमस पैंक्रियाज एवं पीनियल आदि।

11. **प्रजनन तंत्र (रिप्रोडक्टिव सिस्टम)**—इसके अंतर्गत वे सभी अंग आते हैं, जो मानव शरीर की उत्पत्ति में सहायक होते हैं। गर्भाशय, शिश्न, अंडकोष, डिंबाशय इत्यादि इसमें शामिल हैं।

12. **तंत्रिका तंत्र (नर्वस सिस्टम)**—इसके अंतर्गत वे अंग आते हैं, जो सूचना का संचार करते हैं तथा विभिन्न अंगों को कार्य करने के लिए सूचना प्रेषित करते हैं। मुख्यतः इसके दो संरचनात्मक भाग हैं—केंद्रीय तंत्रिका तंत्र एवं बाह्य तंत्रिका तंत्र। इसके दो प्रयोजनमूलक कार्य हैं—ऐच्छिक और अनैच्छिक।

शरीर से संबंधित विभिन्न पद

सर्वाइकल	—	गरदन से संबंधित।
थोरेसिक	—	गरदन एवं पेट के बीच का स्थान।
लंबर	—	छाती एवं श्रोणि प्रदेश के बीच का क्षेत्र।
स्रैक्रम	—	कमर का निचला भाग।
प्लानटर	—	तलवा, पैर का ऊपरी भाग डोर्सल सतह है।
हथेली	—	हाथ का आंतरिक भाग।
बगल	—	काँख।
ऊपरी भुजा	—	कंधे से लेकर कुहनी तक का भाग।
निचली भुजा	—	कुहनी से कलाई तक का भाग।
जंघा	—	नितंब से घुटने तक का भाग।
टाँग	—	घुटने से टखने तक का पैर का निचला भाग।
नाभि प्रदेश	—	नाभि के आस-पास का क्षेत्र।
पेट	—	शरीर का मध्य भाग, जो नाभि से ऊपर स्थित है। इसी के आंतरिक भाग में उदर होता है।
हाइपोकॉण्ड्रिएक	—	पेट के दाहिने और बाईं पसली से नीचे का भाग।
निम्न उदर	—	नाभि से नीचे का भाग।

इलिएक — निम्न उदर के बगल का भाग। यह अस्थि उदग्र सीमा का कार्य करती है।

मेरुदंडीय कोष्ठ— शरीर में 33 मेरुदंडीय कोष्ठ हैं, जो शरीर को लचीला बनाते हैं। शरीर के विभिन्न स्थानों में पाए जानेवाले मेरुदंडीय कोष्ठ निम्नलिखित हैं—

1. सर्वाइकल — 7
2. थोरेसिक — 12
3. लंबर — 5
4. सैक्रम — 5
5. कॉकिक्स — 4

33

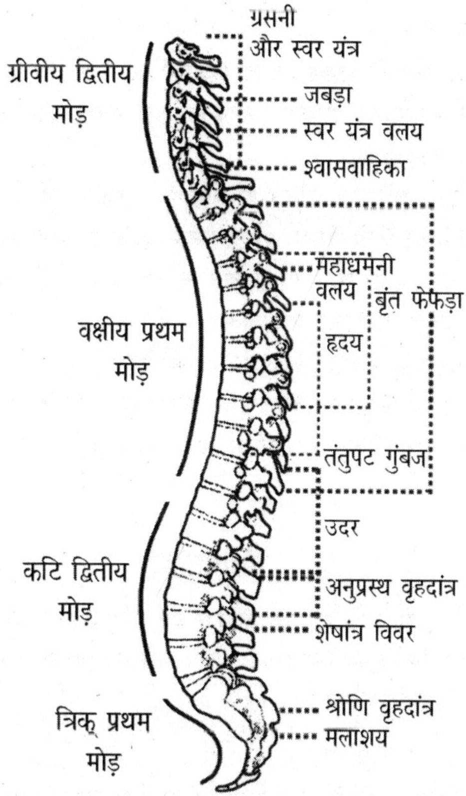

चित्र : मेरुदंडीय कोष्ठ

अंतःस्रावी ग्रंथियाँ

बहि:स्रावी ग्रंथियों से स्रावित पदार्थ नलिका के माध्यम से शरीर के विभिन्न भागों में पहुँचता है। अंत:स्रावी ग्रंथियों से निकलनेवाले पदार्थ जैविक दृष्टि से सक्रिय रसायन होते हैं। इन्हें हारमोन कहा जाता है। ये हमारे रक्त में प्रत्यक्ष रूप से चले जाते हैं। अग्न्याशय अंत:स्रावी एवं बहि:स्रावी दोनों प्रकार के कार्य करता है।

हारमोन के कार्य

- उपापचय, पूरे शरीर का
- वृद्धि
- प्रजनन।

पुरोगामी

जिस हारमोन से आवश्यक कोशिकाओं का उपापचय प्रभावित होता है वह पुरोगामी से निकलता है। अग्न्याशय कोष के अंत:स्रावी B-cell के अंदर प्रोइंसुलिन से इंसुलिन उत्पन्न होता है।

जब दो अथवा दो से अधिक हारमोन एक साथ एक ही परिणाम उत्पन्न करने के लिए कार्य करते हैं तो संयुक्त प्रभाव उत्पन्न होता है। स्तन में दुग्ध उत्पन्न करने तथा उसका स्राव करने के लिए प्रोलेक्टिन, एस्ट्रोजन, ऑक्सिट्रॉक्सिन एवं अन्य ग्रंथियों के संयुक्त प्रभाव की आवश्यकता होती है।

कई बार एक हारमोन के प्रभाव दूसरे के प्रतिकूल होते हैं। गर्भावस्था के दौरान एस्ट्रोजन के अत्यधिक संकेंद्रण के कारण स्तन में दुग्ध उत्पन्न होने का कार्य बाधित होता है। एस्ट्रोजन के अधिक संकेंद्रण से प्रोलेक्टिन के स्राव पर असर पड़ता है।

पीयूष ग्रंथि

यह गोल, मटर के दाने के आकार की ग्रंथि है। इसका व्यास 1.3 से.मी. होता है। यह इन्फंडीबुलम के द्वारा हाइपोथैलेमस से जुड़ा रहता है। इस ग्रंथि के दो भाग होते हैं—आंतरिक और बाह्य।

रोग

- बचपन में हारमोन के अत्यधिक स्राव से लंबाई असामान्य हो जाती है, जबकि आवश्यकता से कम स्राव होने पर व्यक्ति बौना हो जाता है।

- वयस्क में हारमोन के अत्यधिक स्राव से शरीर की अस्थियाँ बड़ी एवं पतली हो जाती हैं, विशेषकर होंठ, हाथ की हड्डियाँ और मेनडाइबल्स।

थायरॉइड ग्रंथि

यह ग्रंथि गरदन यानी गले में स्वर-यंत्र के ठीक नीचे स्थित होती है। इसमें इस्थमस से जुड़े हुए दो लोलक होते हैं। लोलक शंकु के आकार के होते हैं, जो आहार नली के लैरिंक्स और सर्वाइकल के किसी भाग में होते हैं। यह ग्रंथि रेशेदार आवरण से घिरी रहती है। कोशिकाओं के बीच के स्थान में आयोडीन तरल रूप में

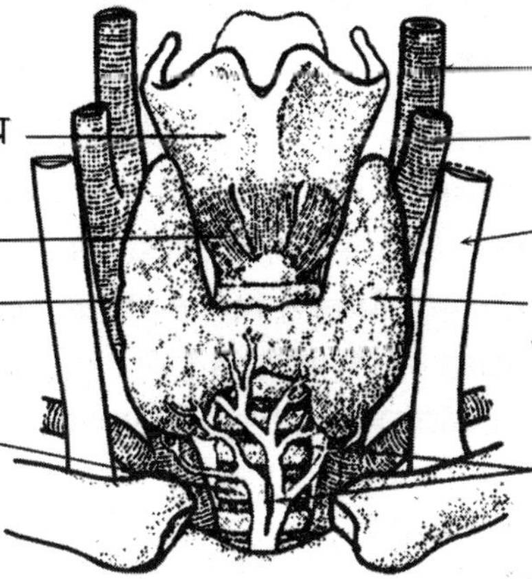

चित्र : थायरॉइड ग्रंथि

भरा रहता है, जो कि थायरॉइड हारमोन के भंडारण के लिए उपयोगी होता है। थायरॉइड ग्रंथि से दो प्रकार के हारमोन निकलते हैं—थायरॉक्सिन एवं कैल्सिटोनिन। यह ग्रंथि रक्त से हारमोन संचय कर उसका संकेंद्रण एवं भंडारण करती है।

विकृति

थायरॉइड ग्रंथि के अधिक बढ़ जाने के कारण घेंघा (गॉयटर) रोग हो जाता है। सामान्य रूप से यह गरदन में होता है।

- नॉन-टॉक्सिक घेंघा (गॉयटर)—जब यह ग्रंथि की किसी गतिविधि से जुड़ा नहीं होता।
- टॉक्सिक घेंघा (गॉयटर)—जब यह थायरॉइड के अत्यधिक स्राव के कारण उत्पन्न होता है।
- थायरोटॉक्सिकॉसिस—थायरॉइड के अत्यधिक स्राव के कारण यह स्थिति

उत्पन्न होती है। रक्त में थायरॉक्सिन उपापचय की दर को बढ़ा देता है, जिसके फलस्वरूप भावनात्मक असंतुलन, हृदय गति बढ़ने, हृदय के आघात झेलने की क्षमता में कमी, वजन में कमी एवं आँखों में सूजन आदि विकार उत्पन्न होते हैं।

- हाइपोथायरॉइडिज्म—इसमें थायरॉक्सिन का स्राव आवश्यकता से कम मात्रा में होता है। इसके फलस्वरूप मैक्सोडेमा होता है। इसमें मानसिक तटस्थता, सुस्ती, ढीलापन, ठंड के प्रति संवेदनशीलता, बाल गिरने एवं असमय सफेद होने के लक्षण तथा मोटापा आदि रोग हो जाते हैं। आयोडीन थायरॉक्सिन अणु का एक तत्त्व है। शरीर में आयोडीन की अल्प मात्रा की ही आवश्यकता होती है, जो कि खाद्य पदार्थों में आसानी से मिल जाता है।

पैराथायरॉइड ग्रंथियाँ

यह मटर के आकार की संरचना होती है। इनकी संख्या सामान्यत: 4 है। ये थायरॉइड ग्रंथि के लोलक के निचले भाग के दोनों ओर दो-दो रहती हैं। पैराथायरॉइड के कार्य थायरॉइड ग्रंथियों से बिलकुल भिन्न हैं। पैराथायरॉइड रक्त एवं अस्थि में कैल्सियम तथा फॉस्फोरस का नियमन करता है।

- उच्च पैराथायरॉइडिज्म में अस्थि में कैल्सियम की कमी हो जाती है तथा रक्त के स्तर में कैल्सियम की बढ़ोतरी हो जाती है। गुरदे द्वारा फॉस्फोरस का स्राव बढ़ जाता है।
- अस्थियों में कैल्सियम की कमी होने से उनमें विकृति आ जाती है।
- हड्डी में चोट अथवा टूटने की स्थिति में अल्प अवघात भी आ सकता है।

निम्न पैराथायरॉइडिज्म

- इसमें रक्त में कैल्सियम की मात्रा कम हो जाती है।
- इसमें मांसपेशियों में संकुचन हो जाता है।

अग्न्याशय

अग्न्याशय की अंत:स्रावी गतिविधि के अंतर्गत इंसुलिन का स्राव होता है। इसकी उत्पत्ति B-कोशिकाओं द्वारा होती है। इसकी पहचान अग्न्याशयीय ऊतकों के सूक्ष्मदर्शी द्वारा परीक्षण करने से होती है। इंसुलिन कार्बोहाइड्रेट उपापचय को

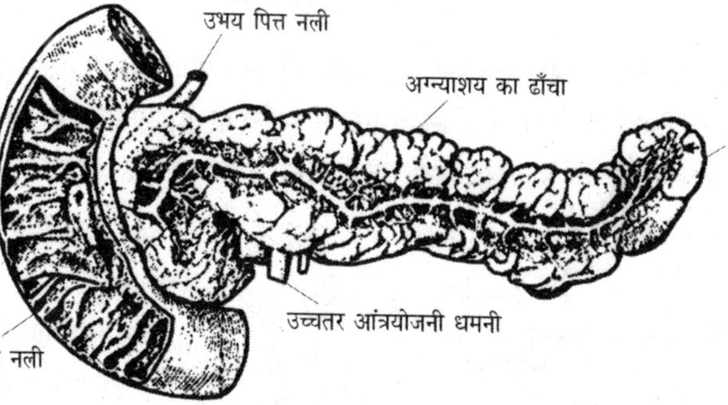

चित्र : अग्न्याशय

नियंत्रित करता है। इसका स्राव रक्त में शर्करा की बढ़ी हुई मात्रा को संतुलित करने के लिए होता है। इंसुलिन यकृत को कार्बोहाइड्रेट का संग्रह करने के लिए तैयार करता है। ग्लाइकोजन ऊतकों को कार्बोहाइड्रेट के उपयोग के लिए सक्षम बनाता है। इसकी मदद से कार्बोहाइड्रेट वसा में परिवर्तित होकर संगृहीत हो जाता है। यदि रक्त में शर्करा की मात्रा औसत स्तर से नीचे गिर जाती है तो इंसुलिन का स्राव भी प्रभावित हो जाता है।

हाइपोग्लाइसिमिया में व्यक्ति अशांत, चिंतातुर, उत्तेजित, दुनियादारी से बेखबर और नशे जैसी स्थिति में रहता है। रोगी को पसीना आने लगता है। वह काँपने लगता है और उसकी नाड़ी की गति बढ़ जाती है। शरीर में इंसुलिन की पूर्ण अथवा अपेक्षाकृत कमी से मधुमेह रोग होता है। ऐसी स्थिति में रोगी ग्लूकोज को पचाने में अक्षम हो जाता है। इससे रक्त में शर्करा की मात्रा बढ़ जाती है। शर्करा पेशाब के माध्यम से उत्सर्जित होती रहती है। कार्बोहाइड्रेट के अवशोषण के पश्चात् उसका पूर्ण उपयोग नहीं हो पाता। फलस्वरूप रोगी के वजन में कमी आ जाती है और व्यक्ति दुर्बल होने लगता है। शरीर को ऊर्जा प्रदान करने के लिए वसा का उपयोग होता रहता है तथा अवशिष्ट अंश रक्त में घुल-मिल जाता है। इस प्रकार के जैविक अम्ल से व्यक्ति अचेतन अवस्था में चला जाता है। मूत्र में शर्करा की मात्रा अधिक होने से बार-बार पेशाब जाना पड़ता है। शरीर की प्रतिरोधी क्षमता घट जाती है।

परिसंचरण तंत्र

इस तंत्र के अंतर्गत हृदय, जो शरीर को रक्त प्रदान करता है; धमनी, जो हृदय से रक्त लेकर शरीर के विभिन्न भागों में पहुँचाती है; नलिकाएँ, जो निलय और आलिंद को जोड़ती हैं। शिरा शरीर के विभिन्न भागों से रक्त हृदय तक पहुँचाती है।

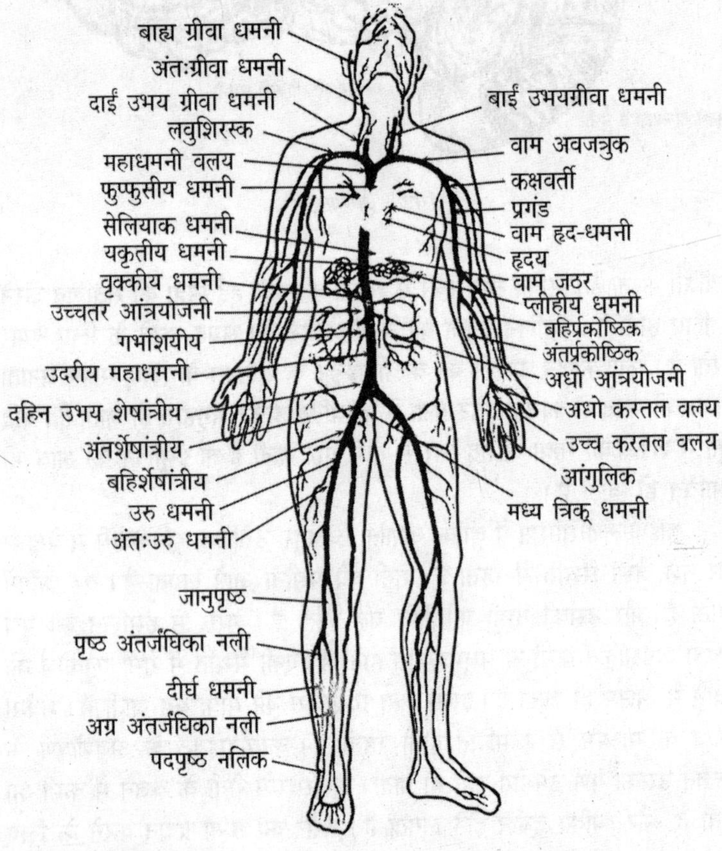

चित्र : धमनीय परिसंचरण

यकृत

यह 1.5 कि.ग्रा. से अधिक वजन का एक विशाल अंग है। इसका आकार अनियत होता है। इसमें चोट लगने से यह अपने आपको नए आकार में पुनः

परिवर्तित कर लेता है। यह स्पंजी होता है। इसके चारों ओर पतले रेशेदार कैप्सूल होते हैं। यह कई पिंडिकाओं से मिलकर बना है। इसकी दाहिनी सीमा छाती से उदग्र रूप से सटती है। यकृत का निचला भाग अंतिम पसली के नीचे होता है।

- यकृत एक भंडारण अंग है। यह वसा, विटामिन, प्रोटीन आदि का भंडारण करता है।
- यकृत ग्लाइकोजन का भंडारण करता है, जिसके द्वारा रक्त में शर्करा की मात्रा को नियंत्रित किया जाता है। यकृत रक्ताल्पता के कारकों का प्रतिरोध करता है।
- यकृत फाइब्रिनोजन, प्रोथ्रोथॉम्बिन तथा हिपारिन जैसे प्रोटीन का निर्माण करता है।
- यकृत लाल रक्त कणों जैसे जीवनदायी पदार्थ का निर्माण करता है।
- प्रोटीन उपापचय के क्षेत्र में यकृत की भूमिका अत्यंत महत्त्वपूर्ण है। उपापचय में जिस प्रोटीन का उपयोग नहीं हो पाता है, वह यूरिया के रूप में परिवर्तित हो जाता है।
- यकृत वसा उपापचय को नियंत्रित करता है।
- यकृत कई विषाक्त पदार्थों के प्रभाव को दूर करता है तथा पित्त का निर्माण करता है। मानव शरीर में प्रतिदिन 500–1000 मि.ली. पित्त का निर्माण होता है।

पित्ताशय

यह मटर के आकार का एक अंग है, जिसकी लंबाई 7–10 सें.मी. तथा क्षमता 60 मि.ली. होती है। यह यकृत के नीचे लगा रहता है। इसका उदर के आंतरिक भाग से संपर्क बना रहता है। इसका मुख्य कार्य पित्त का संकेंद्रण एवं संग्रह है। यह वसा अम्ल से उत्तेजित होकर उसे छोटी आँत के अग्रभाग में धकेल देता है। पित्ताशय म्यूसिन का स्राव भी करता है। पित्ताशय नलिका का कार्य है कि यकृत के पित्त को पित्ताशय में लाए और पित्ताशय से लेकर उसे छोटी आँत के अग्र भाग तक पहुँचाए।

अग्न्याशय

अग्न्याशय प्रथम लंबर वरटेब्रा के स्तर पर बाहरी उदरभित्ति से सटा होता है। यह 15 सें.मी. लंबा होता है तथा इसमें शीर्ष, ग्रीवा, शरीर और पूँछ आदि होते हैं। इसका शरीर महाधमनी के आर-पार रहता है तथा यह बाएँ सुप्रारिनल ग्रंथि तथा बाईं

किडनी के ऊपरी ध्रुव के आर-पार रहता है। इसकी पूँछ बाएँ गुरदे के सामने प्लीहा के विरुद्ध रहती है। अग्न्याशय का मुख्य कार्य आंतरिक स्राव—इंसुलिन—उत्पन्न करना है। यह इंसुलिन को सीधे रक्त-प्रवाह में मिला देता है। यह अग्न्याशयी रस का भी स्राव करता है। इंसुलिन की कमी से मधुमेह होने की संभावना रहती है।

उत्सर्जन तंत्र

शरीर के अनुपयोगी पदार्थ गुरदे, त्वचा, फेफड़े तथा बॉवेल से होकर बाहर निकलते हैं। गुरदे में मूत्र का निर्माण होता है। मूत्राशय मूत्र को गुरदे से ब्लैडर में संग्रह करता है तथा मूत्र नली के माध्यम से उत्सर्जित कर देता है।

गुरदे

गुरदे उदरभित्ति के बाह्य किनारे पर पेरीटोनियम के पीछे अवस्थित हैं। प्रत्येक गुरदा 12 सें.मी. लंबा, 5 सें.मी. चौड़ा तथा 2.5 सें.मी. मोटा होता है। यह उदग्र रूप से उत्तल तथा मध्य में अवतल रहता है। इसमें हिलम रेनल वैसल के माध्यम से पदार्थ प्रवेश करता है तथा मूत्राशय से होकर निकल जाता है। सामान्य रूप से दाहिना गुरदा बाएँ गुरदे से 2.5 सें.मी. नीचे होता है तथा दोनों के बीच में 5 सें.मी. की दूरी रहती है। गुरदे के चारों तरफ वसायुक्त रेशेदार झिल्ली होती है। गुरदे की मूलक इकाई नेफ्रॉन है।

गुरदे के कार्य—

- प्रोटीन उपापचय के अनुपयुक्त उत्पाद अर्थात् यूरिया एवं यूरिक अम्ल का उत्सर्जन।
- शरीर में द्रव्य पदार्थों का नियमन करता है।
- यह रक्त में क्षार को नियंत्रित रखता है।

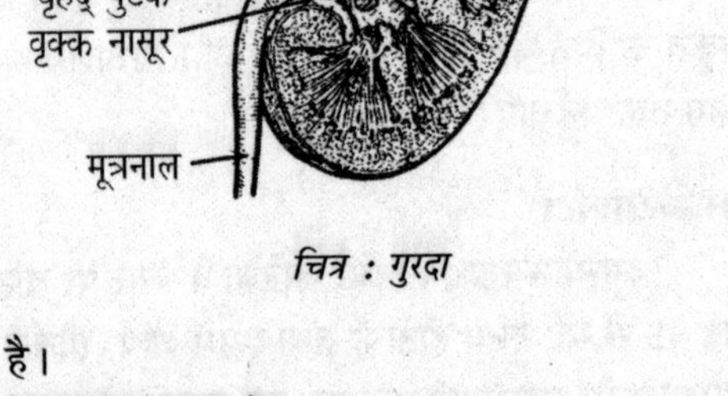

चित्र : गुरदा

- विषाक्त पदार्थों को उत्सर्जित करता है।

मूत्रवाहिनी

गुरदे और मूत्राशय को जोड़ने का कार्य मूत्रवाहिनी करती है। यह लगभग 25 सें.मी. लंबी मांसल नलिका है। यह कूल्हे के ऊपरी छोर के पास होती है।

मूत्राशय—जघनास्थि के पीछे कूल्हे के कोटर में मूत्राशय अवस्थित होता है। महिलाओं में मूत्राशय की ऊपरी सतह गर्भाशय के पास रहती है। पुरुषों में मूत्राशय के नीचे प्रोस्थि ग्रंथि रहती है। मूत्राशय अंडाकार होता है। इसके चारों ओर श्लेष्मा झिल्ली की धारियाँ होती हैं। इसमें 400 मि.ली. तक मूत्र जमा रह सकता है। इसमें तीन मार्ग होते हैं—मूत्रवाहिनी एवं मूत्र नलिका में से प्रत्येक एक मार्ग से जुड़ा रहता है। मूत्राशय का कार्य मूत्र संग्रह एवं उसका उत्सर्जन करना है।

मूत्र मार्ग—पुरुषों में शिश्न पेशाब करने एवं प्रजनन दोनों कार्यों में प्रयुक्त होता है। यह 19 सें.मी. लंबा होता है। महिलाओं में मूत्र मार्ग की लंबाई 4 सें.मी. होती है और यह योनि के अंदर की ओर होता है।

तंत्रिका तंत्र

इसके अंतर्गत निम्नलिखित संरचनाएँ होती हैं—

- केंद्रीय तंत्रिका तंत्र के अंतर्गत मस्तिष्क एवं मेरु रज्जु होते हैं।
- बाह्य तंत्रिका तंत्र से शरीर के विभिन्न अंग जुड़े होते हैं।
- स्वचालित तंत्रिका तंत्र का संपर्क शरीर की अनैच्छिक गतिविधियों से रहता है।

तंत्रिका तंत्र के अंतर्गत काफी संख्या में तंत्रिका कोशिकाएँ होती हैं, जिनमें से कुछ तंत्रिका कोशिकाओं में एक लंबा अक्ष तंतु (एक्सॉन) तथा वृक्षाभ होता है। जिस तंत्रिका कोशिका में द्रुमाश्म (डेंड्राइट) तथा अक्ष तंतु होते हैं, उन्हें 'न्यूरॉन' कहा जाता है।

- अभिवाही न्यूरॉन त्वचा, मांसपेशी तथा अस्थि-संधि के अंतिम स्नायु से सूचना मस्तिष्क तक पहुँचाते हैं।
- अपवाही न्यूरॉन मस्तिष्क तथा मेरु रज्जु में आवेग उत्पन्न करते हैं, जिससे मांसपेशियों में संकुचन, विस्तार एवं ग्रंथियों में स्राव होता है।

मस्तिष्क की स्नायु, जो बाहरी सतह में अवस्थित होती हैं, उन्हें 'ग्रे-मैटर' कहते हैं तथा स्नायु तंतु श्वेत पदार्थ से बने होते हैं।

मस्तिष्क

यह तंत्रिका तंत्र का सबसे विकसित एवं जटिल भाग है।

प्रमस्तिष्क

इसके अंतर्गत दाएँ एवं बाएँ प्रमस्तिष्कीय गोलार्ध होते हैं। कोर्टेक्स की सतह में ग्रे–मैटर होता है, जो सलकी अथवा ग्रुव द्वारा अलग किए गए कन्वलसंस या गायरी में मुड़ता है। ग्रुव सतह क्षेत्र में विस्तार करता है। दृश्य क्षेत्र पश्चकपात्र लोलक (ऑक्सीपिटल लोब) में स्थित होता है। श्रवण क्षेत्र एवं स्वाद क्षेत्र टैंपोरल लोब में स्थित रहता है। इसी लोब में घ्राण क्षेत्र भी स्थित होता है।

प्रमस्तिष्क का मुख्य कार्य यह है कि वह सभी प्रकार की स्वैच्छिक गतिविधि को प्रारंभ करने का निर्देश दे। प्रत्येक प्रकार की संवेदनात्मक अनुभूति को ग्रहण करे तथा इनके बीच समन्वय स्थापित करते हुए वाणी, भाषा, विचार एवं स्मृति के कार्यों को सुचारु दिशा प्रदान करे।

अनुमस्तिष्क

इसमें दो लोलक होते हैं, जो आपस में निसेतु (पौंस) द्वारा जुड़े होते हैं। इनका मुख्य कार्य मांसपेशीय गतिविधियों के बीच समन्वय स्थापित करना है तथा उनके बीच संतुलन कायम रखना है।

मेरु रज्जु

यह मेरु नलिका में अवस्थित होता है। यह कपाल से लेकर प्रथम लंबर वरटेब्रा तक लगभग 45 सें.मी. की लंबाई में फैला रहता है। इसका रेशेदार फैलाव द्वितीय सैकेरल वरटेब्रा तक फैला रहता है। मेरु रज्जु ग्रे एवं व्हाइट मैटर से बने होते हैं।

मेरु रज्जु के कार्य—

- यह मस्तिष्क से आदेश कार्यान्वित करता है तथा इसके माध्यम से मस्तिष्क तक विभिन्न प्रकार के संदेश पहुँचते हैं।
- यह शरीर की त्वरित गतिविधि को भी संपादित करता है।

कपाल स्नायु

मस्तिष्क से निकलनेवाले कपाल स्नायु के बारह युग्म होते हैं—

कपाल स्नायु	कार्य
1. घ्राण	घ्राण (सूँघना)
2. दृश्य स्नायु	देखना

3. नेत्रगति स्नायु	आँखों एवं पुतली की गतिविधि
4. ट्रोचलियर	आँखों की गतिविधि
5. ट्राइजनमिनल स्नायु	चबाना
6. एब्ड्यूसेंस	आँखों की गतिविधि
7. फेशियल	चेहरे की मांसपेशी का संचलन
8. वेस्टीबुलुकोचियर	सुनना, हाव-भाव
9. ग्लोसोफैंरेंजिल स्नायु	स्वाद, निगलना
10. वैगस	निगलना
11. आनुषंगिक स्नायु	सिर एवं कंधे का संचलन
12. हाइपोग्लोसल स्नायु	जिह्वा संचलन।

विशेष ज्ञानेंद्रियाँ

आँख

हम आँखों से देखते हैं। इसके अंतर्गत भौंह, पुतली, नेत्र-श्लेष्मा, अश्रुतंत्र आदि होते हैं। नेत्रबिंब एक ऐसी व्यवस्था है, जो प्रकाश तरंगों को समायोजित करती है, ताकि यह रेटिना में लगे स्नायु शीर्षों को उत्तेजित कर सके। इसके अंतर्गत तीन स्तर होते हैं, जो पारदर्शी संरचनाओं को घेरे रहते हैं। बाहरी स्तर को 'स्केलरा' कहते हैं। यह आँख के श्वेत भाग का निर्माण करता है। यह हिस्सा कठोर होता है। यह रेशेदार सतह से नेत्र को आकार प्रदान करती है, जिसे 'कोर्निया' कहा जाता है। यह पारदर्शी होता है। मध्यम स्तर वर्णक एवं संवहनी होता है। इसमें रंध्र पटल होता है। आंतरिक भाग रेटिना है, जिसमें दृश्य स्नायु होता है। नेत्र गोलक लेंस द्वारा आंतरिक एवं बाह्य दो बराबर कोष्ठों में बँटा होता है। आँख का लेंस आगे एवं पीछे से उत्तल होता है, ताकि यह आनेवाले प्रकाश की किरणों को लेंस के पीछे नाभी बिंदु पर आपतित होने में मदद कर सके। समायोजन शब्द का उपयोग इस संदर्भ में लेंस की गोलाई में बढ़ाने-घटाने हेतु किया जाता है, ताकि वस्तु को निकट में केंद्रित किया जा सके।

कान

कान के अंतर्गत बाह्य, मध्य एवं आंतरिक कान होते हैं। यह शरीर में संतुलन बनाए रखता है। बाह्य कर्ण के अंतर्गत कर्ण विवर, बाह्य श्रव्य भाग, अस्थि एवं उपस्थि विवर होते हैं, जो मध्य कर्ण तक बढ़े रहते हैं; किंतु इन्हें ड्रम अलग करता है।

मध्य कर्ण एक संकीर्ण विवर है, जो टेंपोरल बोन में स्थित होता है। यूस्टेचियन नली मध्य कर्ण को ग्रसनी से जोड़ती है। आंतरिक कर्ण शरीर में संतुलन तथा सुनने की क्रिया से संबंधित है। कर्ण वृत्त एक ऐसा श्रवणांग है, जो प्रकोष्ठ की ओर बढ़नेवाली कुंडलीकृत आकृति होती है।

जिह्वा

स्वाद रासायनिक उत्तेजनाओं पर आधारित संवेदनाओं का संयोग है। जिह्वा के निचले भाग, किनारे एवं अग्रभाग में स्वाद ग्रंथियाँ पाई जाती हैं। खाद्य पदार्थों के सुगंध का आस्वादन घ्राणेंद्रिय करती है।

घ्राणेंद्रिय

गैस और घुलनशील पदार्थों के श्वास लेने से घ्राणेंद्रिय उत्तेजित होती है। घ्राण स्नायु का अंतिम छोर नासिका विवर के उच्च भाग में स्थित श्लेष्मा झिल्ली में रहता है।

□

भाग–3

रोग एवं एक्यूप्रेशर द्वारा उनका उपचार

कंधे में जकड़न (फ्रोजन शोल्डर)

कंधे की जोड़वाली गोलाई में सूजन होने को कंधे की जकड़न कहते हैं। शुरू में रोगी कंधे में दर्द की शिकायत करता है और उसके बाद कंधे में कड़ापन महसूस करने लगता है। यदि उपचार नहीं किया जाता है तो तीन महीने तक दर्द एवं कड़ापन बढ़ता ही जाता है; किंतु इसके बाद तीन महीने तक ज्यों-का-त्यों बना रहता है। नौ महीने के बाद कंधे का संचलन बढ़ जाता है।

एक्यूप्रेशर विधि से उपचार

कंधे की जकड़न से ग्रस्त रोगी का उपचार आरंभ करने से पहले चित्र-1 में दरशाए गए बिंदु 1 एवं 5 को जिम्मी की सहायता से उत्तेजित करना चाहिए। ऐसा छायांकित भाग पर जिम्मी को बार-बार घुमाने से किया जा सकता है। इस भाग को 30 सेकंड से 1 मिनट तक उत्तेजित करने के पश्चात् बिंदु संख्या-1, 2, 5 एवं 6 पर जिम्मी के सामनेवाले भाग से लगभग 8 से 10 सेकंड तक प्रत्येक बिंदु पर दबाव डालना चाहिए। यह प्रक्रिया क्रमिक रूप से तीन बार दोहराई जा सकती है। इसके बाद इसी चित्र में दरशाए गए बिंदु संख्या-3, 4, 7 एवं 8 पर घुमावदार दबाव डालना चाहिए। इस भाग पर 2 से 3 मिनट तक दबाव डाला जा सकता है। यह कार्य दर्द की तीव्रता एवं रोग की अवधि पर निर्भर करता है। इसी प्रकार चित्र-2 में दरशाए गए बिंदु 9 एवं 13 तथा छायांकित भाग को उत्तेजित करने के पश्चात् बिंदु संख्या-9,10,13 एवं 14 पर दबाव डाला जा सकता है। चित्र-2 में छायांकित भाग में चिह्नित बिंदु संख्या-11 एवं 16 पर घुमावदार दबाव डाला जा सकता है। ऐसा करने के पश्चात् चित्र-2 में दरशाए गए बिंदु 12 से 15 तक जिम्मी की सहायता से अँगूठे पर दबाव डाला जा सकता है। इस भाग पर गहरा दबाव डालने के लिए, विशेषकर गरदन के पिछले भाग पर, अँगूठे एवं तर्जनी की मदद से दबाव डाला जा सकता है। ऐसा अँगूठे को इन दोनों के बीच लाकर किया जा सकता है। इसके बाद चित्र-3 में दरशाए गए पीठ के ऊपरी भाग के इर्द-गिर्द दबाव डालना चाहिए। दर्द-निवारण हेतु ये बिंदु अत्यंत उपयोगी माने गए हैं। ऐसा करने के पश्चात् बिंदु संख्या-3 एवं 4 पर गहरा दबाव डालना चाहिए—अर्थात् बगल के शीर्ष भाग पर

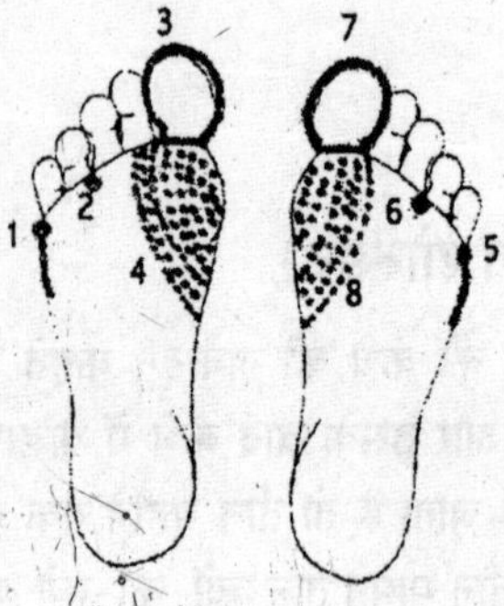

चित्र-1.

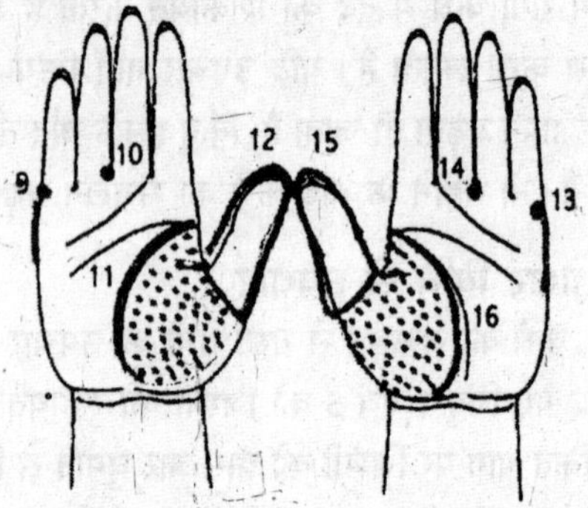

चित्र-2

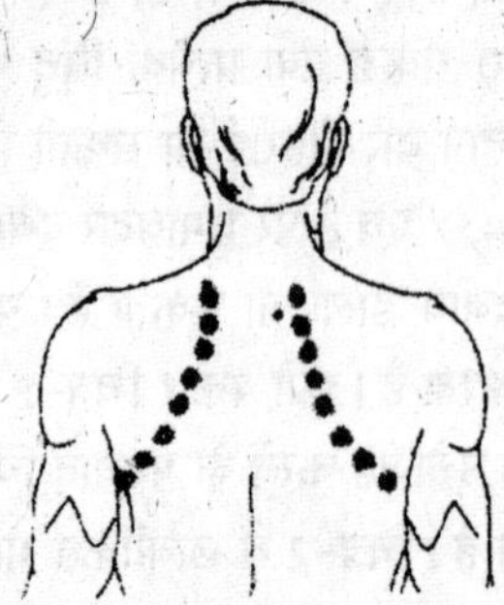

चित्र-3

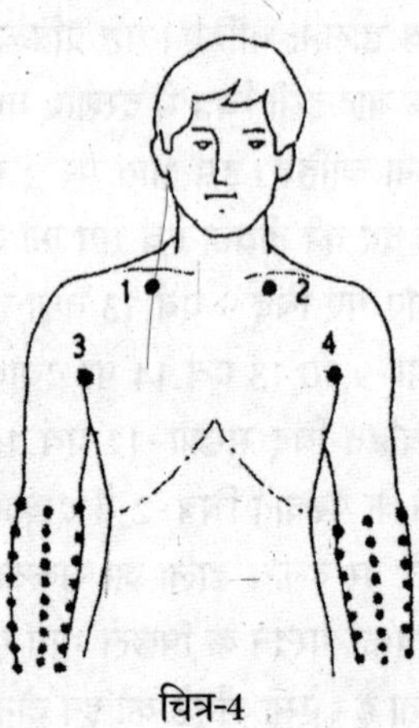

चित्र-4

चित्र : कंधे का दर्द

10 सेकंड करके कम-से-कम तीन बार दबाव डालना चाहिए (जैसा कि चित्र-4 में दरशाया गया है)। इसके बाद कॉलर बोन के नीचे बिंदु 1 एवं 2 पर हलके से मध्यम स्तर तक का दबाव डालना चाहिए (चित्र-4)। यदि उपर्युक्त निर्देशों का ठीक से पालन किया जाता है तो 10 से 12 सत्र में रोग को मिटाया जा सकता है, बशर्ते रोग काफी भयंकर स्थिति में न पहुँचा हो। रोग के गंभीर स्थिति में पहुँचने पर समस्या की तीव्रता के अनुरूप 15 से 16 सत्र में आराम मिल सकता है। यदि रोगी हाथ के निचले हिस्से में दर्द की शिकायत करता है तो इसपर काबू पाने के लिए चित्र-4 में दरशाए गए बिंदुओं, जो कि हाथ के अग्र भाग में हैं, पर दबाव डालना चाहिए। ऐसा या तो अँगूठे एवं उँगलियों की मदद से किया जा सकता है अथवा हैंड रोलर की सहायता से। काँख पर तीन उँगलियों की मदद से समतल रूप में 8-10 सेकंड तक दो-तीन बार दबाव डालने से काफी लाभ मिलता है।

अनुभव के आधार पर आप पाएँगे कि चित्र-1 के बिंदु 1 एवं 5 के नीचे तथा चित्र-2 के बिंदु 9 एवं 13 के नीचे छायांकित रेखावाले भाग इतने प्रभावी हैं कि यदि रोगी हाथ ऊपर उठाने की स्थिति में नहीं है तो इस भाग पर जिम्मी की सहायता से मध्यम स्तर का दबाव डालने से धीरे-धीरे रोगी बिना किसी समस्या के हाथ ऊपर उठाने में सक्षम हो जाता है। इस भाग पर आप जितना अधिक दबाव बढ़ाएँगे, रोगी हाथ ऊपर उठाने में उतना ही सक्षम हो सकेगा, तथापि अत्यधिक दबाव डालकर रोगी को अधिक परेशान नहीं करना चाहिए। दबाव उतना ही डालना चाहिए जितना रोगी बरदाश्त कर सके।

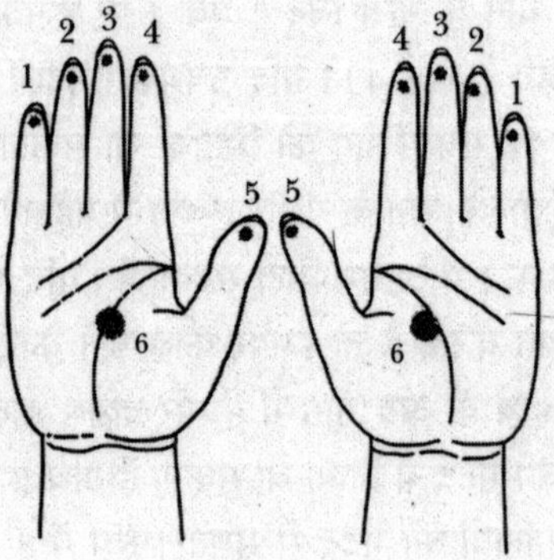

चित्र-1

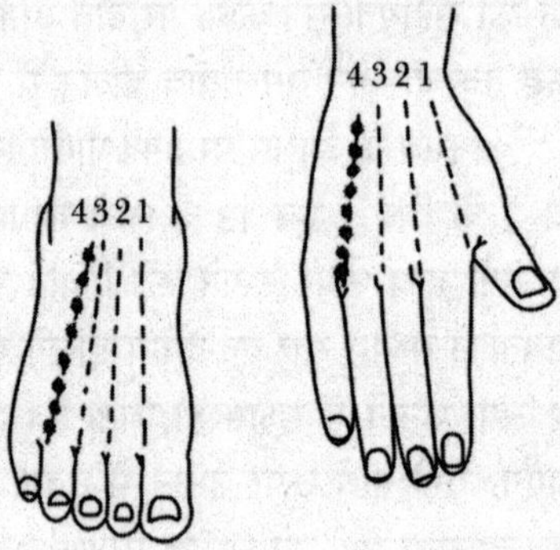

चित्र-2

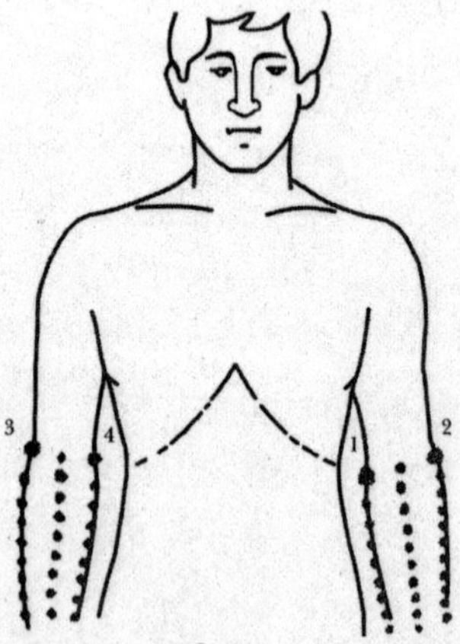

चित्र-3

चित्र : टेनिस एल्बो

टेनिस एल्बो

इसका लक्षण यह है कि मुट्ठी बाँधने पर किसी बिंदु विशेष पर दर्द होता है। इसका कारण रेडियल हेड ओस्टियोफाइट, कैप्सूलिटिस, बरसिटिस अथवा पोस्टीरियर इंटेरोसियस स्नायु के संकुचन/पोस्टीरियर इंटेरोसियस स्नायु के संकुचन से फूल सकता है। दर्द कलाई-बंध तक पहुँच सकता है। मध्यमा की सीध तक भी दर्द फैल सकता है।

एक्यूप्रेशर से उपचार

जैसा कि पहले वर्णन किया गया है, यह रोग देखने में जटिल लगता है; क्योंकि रोगी इसमें लगातार होनेवाले दर्द से परेशान रहता है। कई बार दर्द काफी बढ़ जाता है; किंतु एक्यूप्रेशर के माध्यम से इसका सरल एवं प्रभावी उपचार संभव है।

इस समस्या के निदान हेतु सर्वप्रथम चित्र-1 में दोनों हाथों पर अंकित बिंदु संख्या 1-5 तक के सभी साइनस बिंदुओं पर दबाव डालने की आवश्यकता होती है। इसके बाद बिंदु संख्या-6 पर गहरे दबाव डालने की आवश्यकता है—प्रभावित हाथ (दायाँ अथवा बायाँ) पर। बिंदु संख्या-6 की पहचान आसानी से की जा सकती है। मुट्ठी बंद करने पर मध्यमा जिस बिंदु पर टिकती है, हथेली के उसी बिंदु को बिंदु संख्या-6 माना जाए। ऐसा पाया जाता है कि टेनिस एल्बो से प्रभावित रोगी की हथेली में इस बिंदु पर प्रभाव डालने से काफी दर्द होता है, तथापि दर्द अधिक होते हुए भी यह बिंदु अत्यंत प्रभावी माना गया है तथा तीन-चार सत्र में इसपर दबाव डालने से काफी आराम मिलता है। चित्र-2 में प्रभावित हाथ-पैर के शृंखला 4 के बिंदुओं को दबाया जाना चाहिए। इसके बाद प्रभावित अंग (चित्र-3) के बिंदु 1 एवं 2 पर दबाव डालना चाहिए—अर्थात् जैसी स्थिति हो उसी अनुरूप दाएँ अथवा बाएँ हाथ के बिंदुओं पर, जैसा कि चित्र में दरशाया गया है।

इन बिंदुओं की पहचान आसानी से की जा सकती है। हाथ को मोड़कर कंधे तक लाने में कुहनी के दोनों ओर के अंतिम बिंदुओं (चित्र-3, बिंदु संख्या 1-4 में दरशाए गए भाग) को 'एल्बो जॉइंट' कहते हैं। ऐसा देखा गया है कि इन बिंदुओं पर दबाव डालने से काफी दर्द होता है, किंतु ये बिंदु काफी प्रभावशाली हैं। इन दोनों बिंदुओं पर 8-10 सेकंड तक दबाव डालना चाहिए। इस प्रक्रिया को प्रत्येक अवसर पर तीन बार दोहराया जा सकता है। यदि परिस्थिति की माँग हो तो एक दिन के अंतराल पर दबाव डालना चाहिए, क्योंकि दबाव डालने से ये बिंदु अत्यंत नाजुक हो जाते हैं। ऐसी स्थिति में प्रत्येक दिन दबाव डालना रोगी के लिए हितकर नहीं होता

है, तथापि इस भाग के अधिक नाजुक हो जाने से व्यक्ति को विचलित नहीं होना चाहिए, क्योंकि कुहनी के दर्द से मुक्ति कुल मिलाकर आठ-दस सत्र में हो सकती है। इस भाग में जो नाजुकता बढ़ जाती है वह भी दो-तीन दिनों के अंदर समाप्त हो जाती है। जैसा कि चित्र-3 में दरशाया गया है, प्रभावित हाथ के अगले भाग में स्थित बिंदुओं पर भी दबाव डाला जा सकता है।

अवसाद (डिप्रेशन)

अवसाद स्नेह की कमी, प्यार और सही मार्गदर्शन के अभाव, खिन्न पारिवारिक जीवन, विश्वास का अभाव, कुछ खोने या किसी से जुदाई के गम में होता है। जिस व्यक्ति को अपने आस-पास के परिवेश में रुचि कम होने लगती है, वह सुस्त और मंद हो जाता है तथा एकांत में रहना पसंद करता है। वह किसी से बात करना पसंद नहीं करता है। वह नहीं चाहता कि कोई उसे प्रकाश करके और संगीत सुनाकर तंग करे।

एक्यूप्रेशर से उपचार

जैसा कि स्पष्ट है, यह रोग जटिल होता है, जो किसी अन्य कारण से नहीं अपितु प्रारंभ में चिंता और तनाव से उत्पन्न होता है। यह रोग बहुत कुछ व्यक्ति की सोच से उत्पन्न होता है। धीरे-धीरे यह अवसाद का रूप ले लेता है। यदि समय रहते इसपर नियंत्रण नहीं किया जाता है तो यह गंभीर रूप धारण कर लेता है और पागलपन में बदल जाता है। प्राकृतिक रूप से अवसाद से ग्रस्त रोगी के उपचार के लिए सर्वप्रथम रोगी के स्वभाव के अनुसार उसे खुश रहने के लिए प्रेरित करना चाहिए। उसे सकारात्मक सोचने के लिए प्रोत्साहित किया जाए तथा प्रेरित किया जाए कि वह अपनी परिस्थिति के अनुरूप जीना सीखे। रोगी के सगे-संबंधियों को भी वे सब बातें रोगी के सामने बोलने से मना किया जाए, जिनसे रोगी अवसादग्रस्त हुआ है और उन सभी कारणों को दूर करें जिनसे रोगी अवसादग्रस्त होता है। जब मनोचिकित्सक की सलाह से दवा चलाते हुए साथ-साथ एक्यूप्रेशर द्वारा उसका इलाज करते हैं तो रोग जल्द ठीक हो सकता है। निम्नलिखित विधि से तंत्रिका तंत्र से जुड़े विभिन्न प्रतिबिंब बिंदुओं पर दबाव डालने से उपचार होता है।

प्रारंभ में उँगली के अग्रभाग में चित्र-1 एवं 2 में दरशाए गए बिंदु संख्या-1 से 5 तक दबाव डालने की आवश्यकता है। इसके साथ ही पैर एवं हाथ के अँगूठे पर अँगूठे से दबाव डालने की आवश्यकता होती है। इसके साथ ही मस्तिष्क बिंदु पर भी दबाव डालने की आवश्यकता है। यह बिंदु बिंदु संख्या-5 से थोड़ा ऊपर होता है। यह बिंदु हाथ और पैर के अँगूठे के अग्रभाग में स्थित होता है तथा साइनस बिंदुओं से सटा हो सकता है। जैसा कि चित्र-1 में दरशाया गया है, उँगलियों, हाथ और पैर के अँगूठे (चित्र-1 एवं 2) पर कंघी या ब्रश की सहायता से भी दबाव डालना चाहिए। कंघी या ब्रश के नुकीले दाँतों की सहायता से दबाव डाला जा सकता है। इसी प्रकार उँगली, पैर के अँगूठे और हाथ के अँगूठे के ऊपरी भाग पर

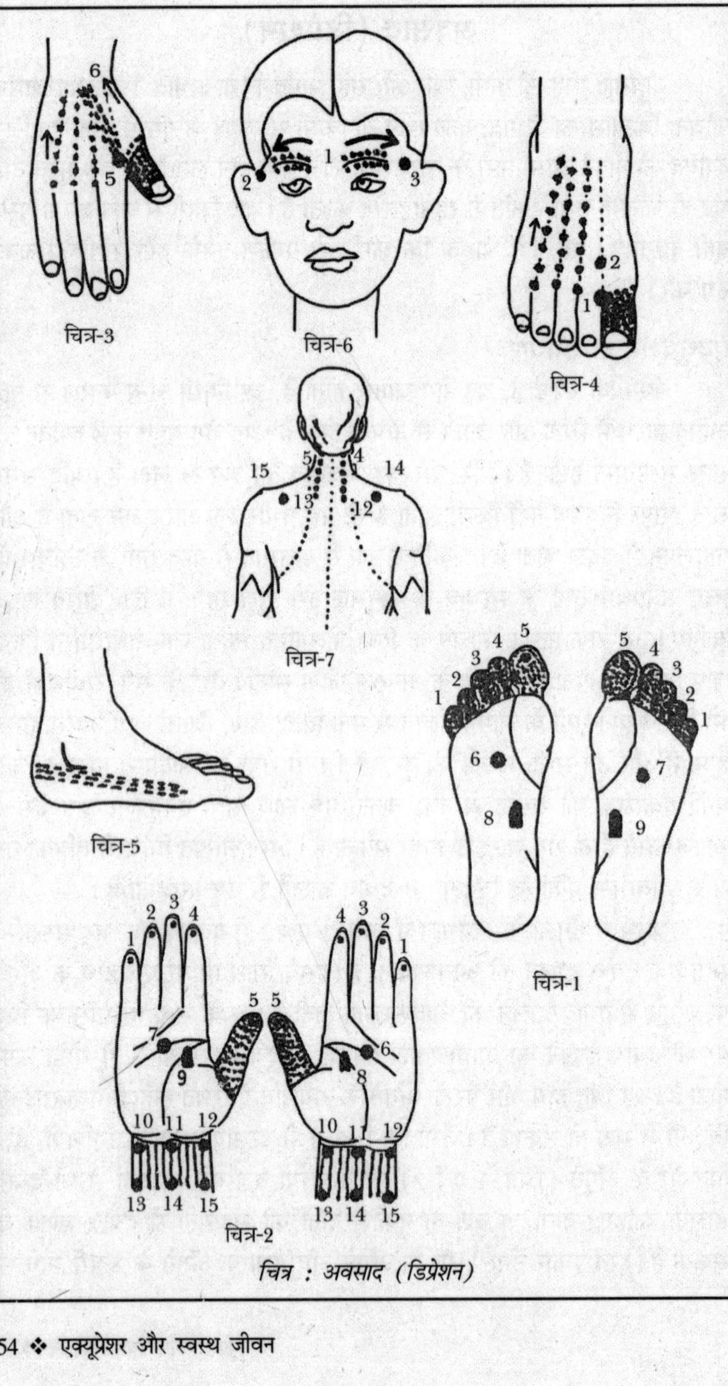

चित्र : अवसाद (डिप्रेशन)

दबाव डालना चाहिए। जैसा कि चित्र-3 और 4 में क्रमशः दिखाया गया है, हथेली और अँगूठे के पिछले हिस्से के कोष्ठ 4 पर क्रमशः दबाव डालना चाहिए। इससे रोगी को काफी आराम मिलता है। चित्र में दरशाई गई दिशा में बिंदु 5 एवं 6 (चित्र-3) तथा बिंदु 1 एवं 2 (चित्र-4), जो तंत्रिका तंत्र के बिंदु हैं, उनपर दबाव डालना चाहिए। यह ध्यान दिया जाए कि पैर में (चित्र-4) अँगूठे के अंदर की ओर दबाव डालना चाहिए।

इसके बाद भौंह पर स्थित बिंदुओं पर पूरा दबाव डाला जाए (बिंदु संख्या-1, चित्र-6) इन बिंदुओं पर दबाव डालने के लिए अँगूठे और तर्जनी को भौंह के नीचे इस प्रकार रखना चाहिए कि दोनों के बीच मांस दब जाए। तर्जनी को स्थिर रखना चाहिए और अँगूठे को क्लॉकवाइज दिशा में घुमाते हुए दबाव डालना चाहिए। इस प्रकार करने से भौंह के एक छोर से दूसरे छोर तक दबाव डाला जा सकता है। ऐसा करते हुए यदि आप थोड़ा ध्यान देंगे तो आपको कई जगहों पर छोटी-छोटी गाँठ जैसी रचनाएँ मिल सकती हैं, जिन्हें दबाने पर काफी दर्द होगा। कुछ दिनों तक दबाव डालने के बाद आप पाएँगे कि गाँठ का आकार छोटा होने लगा है और धीरे-धीरे गाँठ समाप्त हो जाती है। यह एक शुभ लक्षण है और इस अवस्था तक पहुँचते-पहुँचते रोगी बिलकुल ठीक हो जाता है।

इसके बाद बिंदु 1 से 15 (चित्र-7) पर दबाव डालने की आवश्यकता होती है, जो कि ग्रीवा क्षेत्र के कशेरुकाओं के दोनों ओर स्थित होते हैं—अर्थात् C_1 से C_7 तक का क्षेत्र है। इस क्षेत्र पर हलके से लेकर मध्य स्तर तक का दबाव अँगूठे की मदद से डालना चाहिए। बिंदु संख्या-15 एवं 14 पर भी दबाव डाला जा सकता है। अर्थात् गरदन के पिछले भाग से चार अंगुल नीचे (चित्र-7) इन बिंदुओं पर दबाव डालने से तनाव में कमी होती है तथा सिर में रक्त का संचार काफी बढ़ जाता है। तंत्रिका तंत्र से जुड़े रोगों में ऐसा करना बहुत लाभदायी पाया गया है।

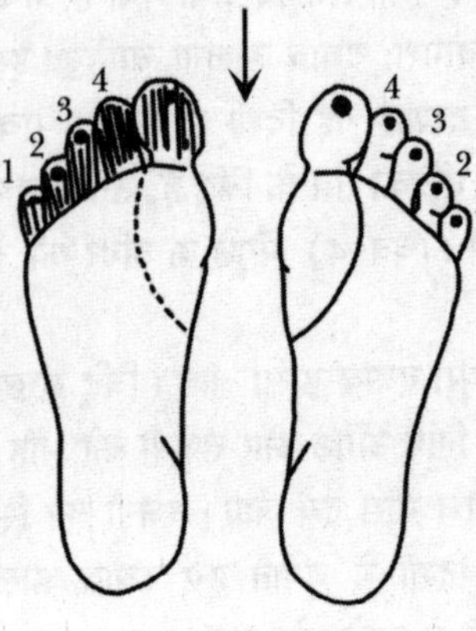

चित्र-1

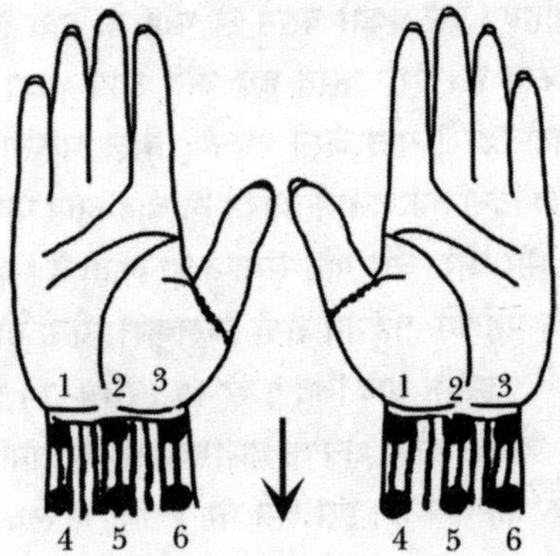

चित्र-2

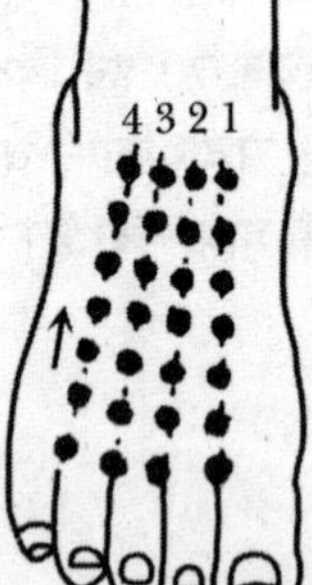

चित्र-3

चित्र : टाँग के निचले भाग में मरोड़

टाँग के निचले भाग में मरोड़ (बाँयटा पड़ना/क्रैंप)

यह मरोड़ हाथ में तनाव से उत्पन्न होती है। हाथ और हथेली की अव्यवस्थित स्थिति से लिखने में बाधा पहुँचती है। लिखने के अलावा ऐसे हाथ का अन्य कामों में उपयोग किया जा सकता है। इसके लिए कोई ओषधि प्रभावकारी नहीं है। यह संभव है कि मांसपेशी में लगातार खिंचाव और इलेक्ट्रोलाइट असंतुलन इसके कारण हों।

एक्यूप्रेशर उपचार

आपको पता होगा कि इस रोग में काफी दर्द होता है तथा जब रोगी के शरीर में मरोड़ उत्पन्न होती है तो वह गहरी नींद में भी जाग जाता है। यदि समय रहते रोगी पर ध्यान नहीं दिया जाता तो वह दर्द से कराहने लगता है। एक्यूप्रेशर के माध्यम से इस रोग का उपचार सरल है। चित्र-1 में चिह्नित बिंदु संख्या-1, 2, 3 और 4—जो कि उँगली पर स्थित हैं—पर मालिश के रूप में दबाव डालना आरंभ किया जा सकता है। चित्र में दरशाई गई दिशा में दबाव डाला जाए। चित्र-2 में दोनों हाथों की कलाइयों में बिंदु संख्या-1 से 6 तक दरशाई गई दिशा में दबाव डाला जाए। घर्षण और रगड़ से त्वचा को होनेवाले नुकसान से बचने के लिए कलाई के छायांकित भाग में तेल या क्रीम लगाकर दबाव डालना चाहिए। ऐसा 30 सेकंड से 1 मिनट तक किया जा सकता है। इसके बाद जैसा कि चित्र-3 में दरशाया गया है, चैनल 1 से 4 तक दबाव डालना चाहिए। प्रत्येक चैनल पर तीन-चार बार दबाव डाला जा सकता है। यह बेहतर होगा कि इन चैनलों पर कुछ चिकनाई लगाकर मालिश के रूप में दबाव डाला जाए; क्योंकि अलग-अलग बिंदुओं पर दबाव डालने के बजाय रोगी के दर्द को कम करने के साथ-साथ समय और ऊर्जा की बचत होती है।

राइटर्स क्रैंप रोग के उपचार हेतु संबंधित हथेली पर उस बिंदु पर दबाव डालने से शीघ्र स्वास्थ्य-लाभ होता है, जहाँ मुट्ठी बंद करने पर बीचवाली उँगली हथेली छूती है। इस बिंदु पर दबाव डालने से काफी दर्द होता है, किंतु यह रोग निवारण के लिए अत्यंत कारगर बिंदु है। इसके साथ-साथ संबंधित हाथ पर जिस स्थान पर कुहनी मोड़ने से दोनों ओर क्रीज बनती है, उस क्रीज के अंतिम छोर पर दबाव देने से भी काफी दर्द होता है; किंतु रोग-निवारण में काफी मदद मिलती है (चित्र-2, बिंदु संख्या 7) एवं चित्र संख्या-5, बिंदु संख्या 5 एवं 6 अथवा 7 एवं 8।

इसके बाद टखने के दोनों ओर तथा टखने के पीछे और तलवे के ऊपर

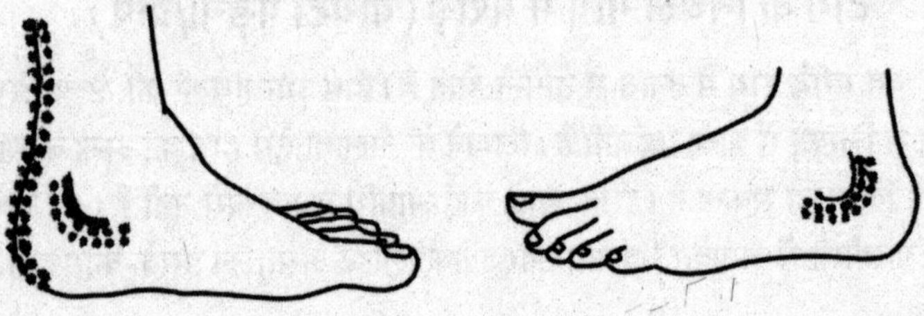

चित्र-4

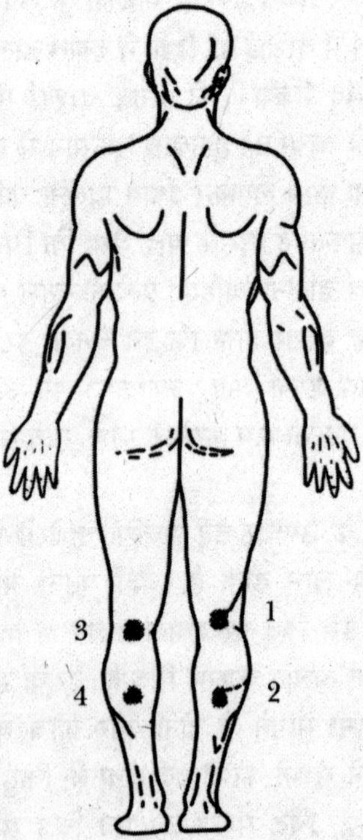

चित्र-5

छायांकित क्षेत्र में दबाव डालने की आवश्यकता है (चित्र-4)। इस क्षेत्र में दबाव डालने से तुरंत राहत मिलती है। सामान्य तौर पर इन बिंदुओं पर उसे चार बैठक में दबाव डालने पर रोगी को आराम मिलता है। इसके बावजूद यदि रोगी को लगातार परेशानी है तो चित्र-5 में दरशाए गए बिंदु 1, 2, 3 और 4 पर दबाव डाला जा सकता है। ऐसा करते समय रोगी को पेट के बल लिटाकर उपर्युक्त बिंदुओं पर दबाव डाला जा सकता है। यद्यपि इन बिंदुओं पर दबाव डालने से रोगी को तेज दर्द होगा, तथापि पिंडली की ऐंठन को दूर करने के लिए ये बिंदु काफी प्रभावकारी हैं। यह ध्यान देने की बात है कि घुटने के पिछले भाग में बिंदु संख्या-1 एवं 3 की पहचान बहुत आसान है, क्योंकि इन बिंदुओं की जगह पर गड्ढे बने होते हैं और सीधे बीच के बिंदुओं पर दबाव डाला जा सकता है। इसी प्रकार पिंडली की मांसपेशी के मध्य स्थित बिंदु 2 एवं 4 को ढूँढ़ पाना बहुत ही आसान है। इन बिंदुओं में काफी दर्द होता है। इससे इनकी पहचान सरल हो जाती है। लगभग दस दिनों तक उपर्युक्त बिंदुओं पर दबाव डालने से रोग पर काबू पाया जा सकता है।

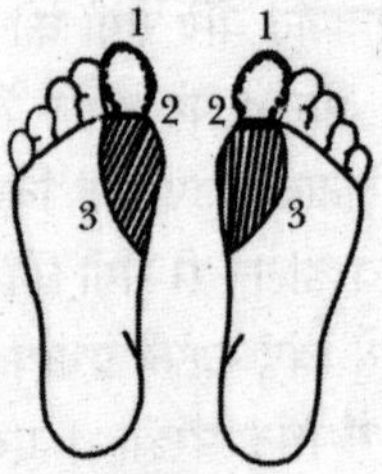

चित्र-1

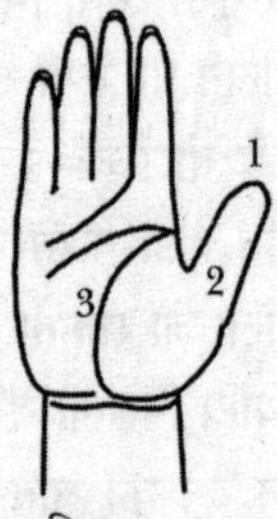

चित्र-4

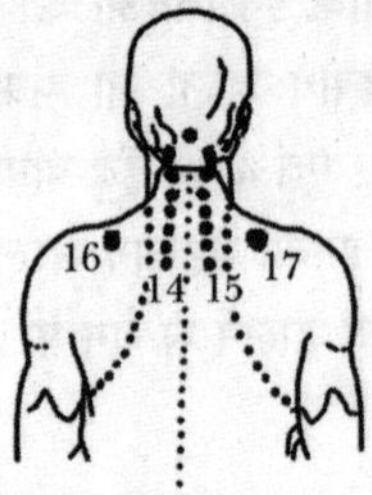

चित्र-6

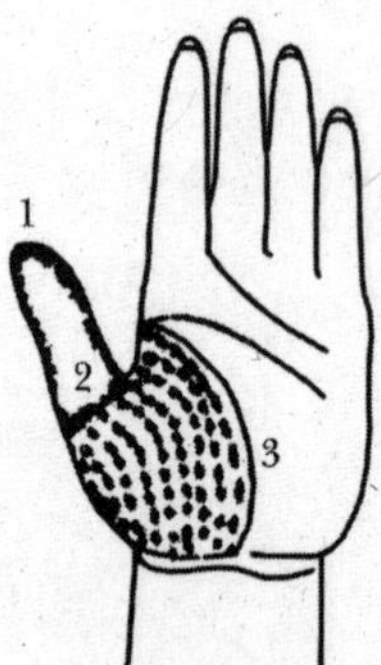

चित्र-3

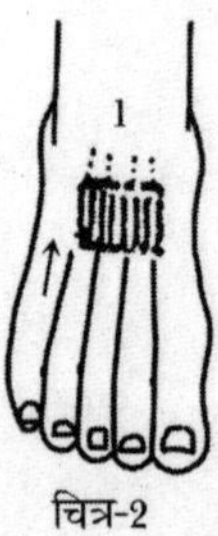

चित्र-2

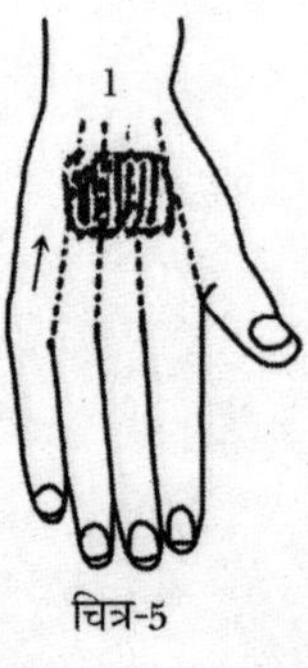

चित्र-5

चित्र : गरदन में स्पॉण्डिलाइटिस (सर्वाइकल)

गरदन में स्पॉण्डिलाइटिस (सर्वाइकल)

यह ग्रीवा कशेरुकाओं के क्षय होने की स्थिति है। इसके लक्षण या कारण तंत्रिका से जुड़े हो सकते हैं। यह अधेड़ उम्र के रोगियों में अधिक देखने को मिलता है। कभी-कभी इसमें रोगी के हाथ सुन्न और कमजोर हो जाते हैं। सीढ़ियाँ चढ़ने में कठिनाई होती है। ग्रीवा कॉलर (सर्वाइकल कॉलर) की आवश्यकता पड़ सकती है।

एक्यूप्रेशर उपचार

इस रोग से जुड़े एक्यूप्रेशर बिंदु हाथ के अँगूठे, पैर के अँगूठे, हाथ के अँगूठे की जड़ और पैर के अँगूठे की जड़ में होते हैं। इस रोग से जुड़े कई प्रतिबिंब बिंदु गरदन के पिछले हिस्से और कई बिंदु स्कंध पट्टी पर होते हैं।

सर्वाइकल स्पॉण्डिलाइटिस से प्रभावित रोगी का उपचार करते समय सबसे पहले हमें यह जानने का प्रयास करना चाहिए कि उसकी ग्रीवा की कौन सी कशेरुका प्रभावित है। यह जानने के लिए गरदन का तिरछा और ए.पी. एक्सरे करना चाहिए। इसके बाद अनुभव के आधार पर अँगूठे के अंदरूनी और बाहरी भाग दबाकर ग्रीवा क्षेत्र के प्रभावित कशेरुक को ढूँढ़ना सीख जाएँगे। जैसा कि पहले वर्णन किया जा चुका है—तलवे के प्रतिबिंब बिंदु हाथ के प्रतिबिंब की तुलना में अधिक प्रभावी होते हैं। इसलिए पहले तलवे पर दबाव डालना चाहिए, फिर हथेली पर। पैर के अँगूठे पर हाथ से अथवा जिम्मी की मदद से या किसी अन्य उपकरण की सहायता से दबाव डालना चाहिए। जैसा कि चित्र में दरशाया गया है—बड़े अँगूठे के चारों ओर के छायांकित बिंदुओं पर 30 सेकंड से 1 मिनट तक जिम्मी को बेलन की तरह घुमाकर दबाव डालना चाहिए। इसके पश्चात् यदि गरदन में कड़ापन आ जाए तो दबाव अँगूठे अथवा पेंसिल (पेंसिल की धार/किनारा तेज नहीं होना चाहिए, क्योंकि इससे घायल हो सकते हैं) की मदद से डाला जा सकता है। ऐसा दबाव बिंदु संख्या-2 के रूप में चिह्नित क्षेत्र पर डालना चाहिए।

प्रत्येक बिंदु पर तीन बार दबाव डालना चाहिए। प्रत्येक स्थल पर 8-10 सेकंड तक दबाव डालना चाहिए। ऐसा करने से गरदन का कड़ापन शीघ्र दूर हो जाता है। बिंदु संख्या 3 पर जिम्मी या हाथ से पकड़े जाने लायक बोतल की सहायता से भी दबाव डाला जा सकता है। ऐसा लगभग 2 मिनट तक करना चाहिए। इसके बाद जैसा चित्र-2 में दरशाया गया है, छायांकित की बिंदु संख्या-1 पर दबाव डालना चाहिए। दरशाई गई दिशा में इस बिंदु पर दबाव डालने से गरदन

के पिछले भाग तथा पीठ का दर्द और कड़ापन दूर हो जाता है। इस संपूर्ण प्रक्रिया को बारी-बारी से दाएँ और बाएँ पैर पर दोहराना चाहिए। इसके बाद तलवे पर जिस दिशा में दबाव डाला गया है, उसी दिशा में दोनों हाथों के बिंदु संख्या-1 से 3 तक दबाव डालना चाहिए (चित्र-3 एवं चित्र-4)। इसके पश्चात् चित्र-5 के बिंदु संख्या-1 में दरशाई गई दिशा में कलाई-बंध पर दबाव डालना चाहिए। सुविधा के लिए और त्वचा छिलने से बचाने के लिए थोड़ा क्रीम, तेल या पाउडर का उपयोग करना चाहिए।

बिंदु संख्या-1 पर 4-5 सेकंड तक दबाव डालने के बाद बिंदु संख्या-2 से 15 तक दबाव डालना चाहिए। इस प्रक्रिया को तीन बार दोहराना चाहिए। (चित्र-6) यह अत्यंत ही संवेदनशील बिंदु है। यह रीढ़ और सिर के निचले हिस्से से जुड़ा होता है, इसलिए यहाँ बरदाश्त करने लायक ही दबाव डालना चाहिए। बिंदु संख्या 2-15 तक के अन्य बिंदुओं पर मध्य स्तरीय दबाव डालना चाहिए। बिंदु संख्या-16 एवं 17 पर भी दबाव डालने से दर्द कम होता है तथा आराम मिलता है। तथापि यह ध्यान देना चाहिए कि यदि रोगी को चक्कर आता है तो गरदन के अन्य बिंदुओं पर दबाव नहीं डालना चाहिए। लगभग दस-पंद्रह दिनों तक इस प्रकार नियमित रूप से दबाव डालने से रोगी को आराम मिलता है।

पीठ में दर्द

प्रत्येक व्यक्ति जीवन में कभी-न-कभी पीठ के दर्द से प्रभावित अवश्य होता है। बैठने के सही तरीके, शरीर की क्षमता तथा शारीरिक गतिविधि पीठ को स्वस्थ रखने के लिए महत्त्वपूर्ण हैं। अधिकतर लोग अपनी पीठ में तकलीफ अचानक महसूस नहीं करते। कई वर्षों के बाद पीठ में तनाव और दर्द का अनुभव होता है। मेरुदंड के कमजोर होने से तेज दर्द हो सकता है। अधिक काम करने से मेरुदंड के निचले भाग के कमजोर होने पर यह दर्द बढ़ जाता है।

एक्यूप्रेशर से उपचार

पीठ दर्द से पीड़ित रोगी के उपचार के लिए सबसे पहले हमें रोगी को बताना चाहिए कि वह किस स्थिति में बैठे, काम करे और सोए। अधिक समय तक वाहन चलाना, टाइपराइटर अथवा कंप्यूटर पर काम करने से बचना चाहिए। शिक्षक, व्यापारी या कार्यालय में काम करनेवाले वे लोग, जो मेज-कुरसी पर काम करते हैं, उन्हें एक घंटा काम करने के बाद लगभग दो-तीन मिनट तक उठकर टहलना चाहिए और कुछ देर आराम करने के बाद फिर से काम करना चाहिए। इस प्रकार पीठ का तनाव कम हो जाता है।

एक्यूप्रेशर के माध्यम से उपचार करने के लिए जैसा कि चित्र-1 के बिंदु संख्या-1 एवं 2 में क्रमशः दिखाया गया है, उस प्रकार मेरुदंड से जुड़े प्रतिबिंब बिंदुओं पर दबाव डालना चाहिए। ध्यान रखना चाहिए कि सीधे मेरुदंड पर दबाव न डाला जाए, बल्कि मेरुदंड से एक-सवा इंच हटकर अँगूठे की मदद से दोनों ओर दबाव डाला जाए। इसके लिए रोगी को पेट के बल लेटना पड़ता है।

इसके बाद बिंदु संख्या-3, 4 एवं 5 पर दबाव डालना चाहिए। बिंदु संख्या-3 एवं 4 पीठ के निचले हिस्से पर स्थित होते हैं तथा बिंदु संख्या-5 अंतिम कशेरुकी पर अर्थात् पूँछ बिंदु पर स्थित होता है। आकृति 1 में दिखाई गई दिशा के अनुरूप दबाव डालना चाहिए—अर्थात् ऊपर की ओर। रोगी की आवश्यकता और सहन-शक्ति के अनुरूप इस बिंदु पर मध्यम स्तरीय दबाव डालना चाहिए। इसके बाद घुटने के पिछले हिस्से के मध्य में स्थित बिंदु 6 एवं 7 पर भी क्रमशः दबाव डालना चाहिए। इसके बाद चित्र-1 के बिंदु संख्या-8 एवं 9 पर अर्थात् पैर की मांसपेशियों पर दबाव डालना चाहिए। कंधे के स्कैपुला ब्लेड के इर्द-गिर्द दबाव डालने से पीठ दर्द से तुरंत राहत मिलती है। इसके पश्चात् जननांगों की कुछ समस्याओं के कारण होनेवाले पीठ दर्द को दूर करने के लिए चित्र-2 में छायांकित

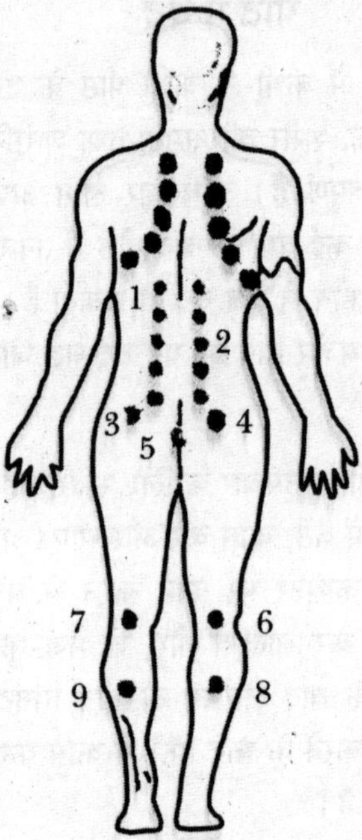

चित्र-1

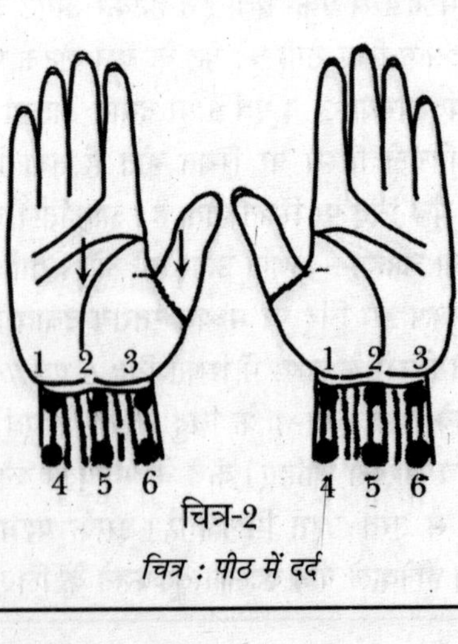

चित्र-2

चित्र : पीठ में दर्द

क्षेत्र में कलाई पर दबाव डालना चाहिए। दबाव की दिशा कंधे की ओर होनी चाहिए और दबाव अँगूठे की सहायता से दिया जा सकता है। इसके बाद कलाई के दोनों ओर दिखाए गए छह बिंदुओं पर दबाव डालना पड़ता है। जैसा कि आकृति 3 में अँगूठे के साथवाली दो उँगलियों को दिखाया गया है, उनपर दरशाई गई दिशा में दबाव डाला जा सकता है।

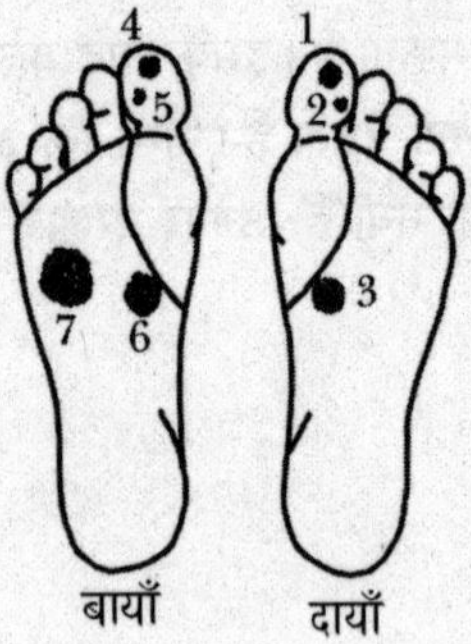

चित्र-1

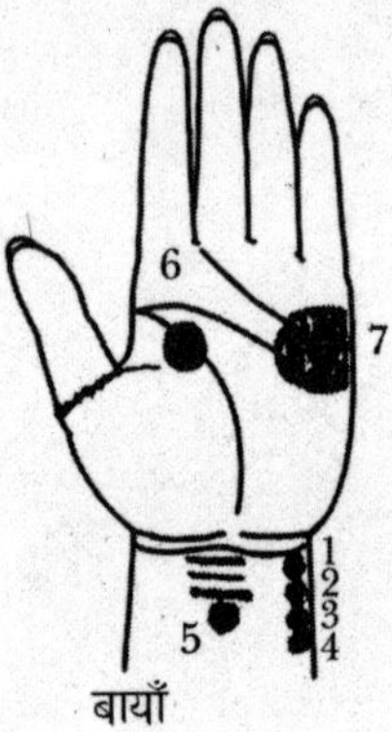

चित्र-2

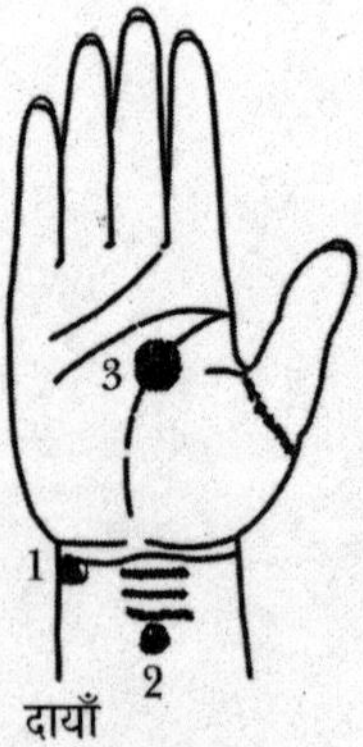

चित्र-3

चित्र : उच्च रक्तचाप

उच्च रक्तचाप

दो प्रकार के उच्च रक्तचाप होते हैं—प्राथमिक या अनिवार्य और द्वितीयक। प्राथमिक रक्तचाप के कारण का पता नहीं चला, सिवाय परिवार में इस रोग के किसी पूर्वज में मौजूद होने के। द्वितीयक उच्च रक्तचाप कई कारणों से होता है, जैसे—धमनी के सिकुड़ने, ग्लोमेरुलोनेफ्राइटिस, मधुमेह, गर्भ के टॉक्सेमिया, एस्ट्रोजन थैरेपी तथा कुशिंग्स सिंड्रोम। मोटापा इसका प्रमुख कारण है। बुढ़ापे में रक्तचाप के स्तर में बढ़ोतरी होती है।

अनिवार्य उच्च रक्तचाप सामान्य रूप से उपगामी (एसिम्टोमेटिक) होता है, जब तक कि जटिल नहीं हो जाता। द्वितीयक उच्च रक्तचाप के दौरान व्यक्ति को एंजाइना, मिचली इत्यादि होने के साथ-साथ उसकी धड़कन की गति बढ़ जाती है। यदि बहुत दिनों से व्यक्ति द्वितीयक उच्च रक्तचाप से ग्रस्त है तो उसका बायाँ निलय बढ़ जाता है। यदि उच्च रक्तचाप जटिल अवस्था में पहुँच जाता है तो व्यक्ति को मानसिक आघात, पक्षाघात, सबऑरक्नॉइड हेमरेज इत्यादि रोग होते हैं।

एक्यूप्रेशर उपचार

एक्यूप्रेशर के माध्यम से उच्च रक्तचाप का उपचार करना सरलतापूर्वक संभव है। इस रोग को मृत्यु का गुप्त दूत माना जाता है, इस दृष्टि से व्यक्ति को इसे सहजता से नहीं बल्कि गंभीरता से लेना चाहिए। सावधानी के रूप में रोगी को यह सलाह दी जाती है कि स्वयं अथवा एक्यूप्रेशर विशेषज्ञ से एक्यूप्रेशर के माध्यम से उपचार कराते हुए भी चिकित्सक से संपर्क बनाए रखना चाहिए तथा नियमित रूप से न्यूनतम दवा लेते रहना चाहिए।

एक्यूप्रेशर के माध्यम से उपचार कराने के पश्चात् ऐसा देखा जाता है कि रक्तचाप के प्रकुंचक (Systolic) और अनुशिथिलन (Dystolic) के रूप में काफी नियंत्रण होता है। इस उपचार को जारी रखते हुए इस संबंध में चिकित्सक का परामर्श लेते रहना चाहिए और उसके परामर्श से दवा की मात्रा को कम अथवा संतुलित किया जा सकता है। एक्यूप्रेशर विशेषज्ञ के संपर्क में आठ-दस बार उपचार कराने के बाद आप देखेंगे कि दवा की मात्रा में 40 से 50 प्रतिशत की कमी की जा सकती है, तथापि किसी भी परिस्थिति में रोगी को अपने आप दवा का सेवन बंद नहीं करना चाहिए, क्योंकि चिकित्सक के द्वारा सुझाई गई दवा की मात्रा के सेवन करने से आकस्मिक खतरे उत्पन्न नहीं होते।

आठ-दस दिनों तक नियमित रूप से एक्यूप्रेशर उपचार करवाने तथा नियमित रक्तचाप की जाँच कराने के उपरांत प्रति सप्ताह उपचार हेतु बैठक की संख्या में कमी की जा सकती है। रक्तचाप संतुलित होने तक एक दिन छोड़कर अथवा

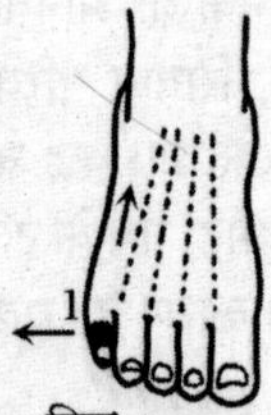

चित्र-4

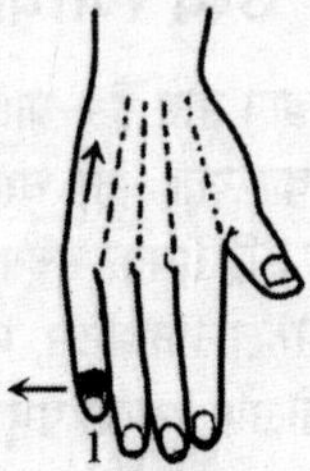

चित्र-5

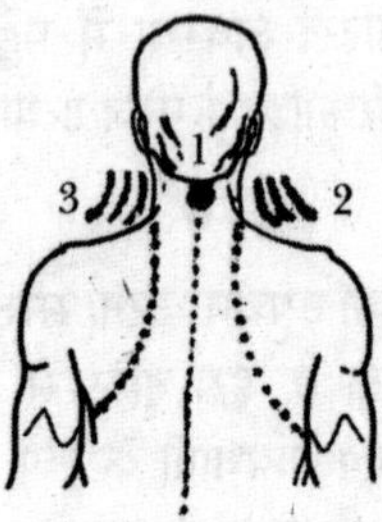

चित्र-6

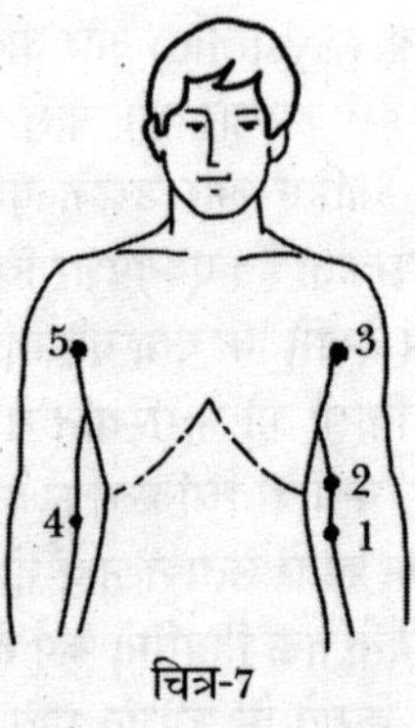

चित्र-7

सप्ताह में तीन दिन उपचार कराया जा सकता है। इसके पश्चात् रक्तचाप की स्थिति के अनुसार सप्ताह में एक दिन एक्यूप्रेशर से उपचार कराया जा सकता है तथा चिकित्सक के परामर्श के अनुसार ओषधि की मात्रा निर्धारित की जा सकती है। फिर भी, यह सलाह दी जाती है कि रक्तचाप की जाँच सप्ताह अथवा पंद्रह दिन में एक बार अवश्य करानी चाहिए।

उच्च रक्तचाप से ग्रस्त रोगी का उपचार करने के लिए व्यक्ति को चित्र-4 एवं 5 में क्रमशः बिंदु संख्या-1 पर दबाव डालना प्रारंभ करना चाहिए। यह बिंदु कनिष्ठा के नाखून के ऊपरी भाग में स्थित होता है। यह दबाव इस बिंदु पर जैसा कि चित्र में दरशाया गया है—अँगूठे की विपरीत दिशा में अँगूठे की मदद से बिंदु को दस-बारह बार मलकर दिया जा सकता है। सुविधा के लिए क्रीम, तेल या पाउडर लगाया जा सकता है, जिससे त्वचा को नुकसान न पहुँचे। मध्यम स्तर का दबाव हाथ तथा पैर के इस बिंदु पर देना चाहिए। इसके पश्चात् चित्र-1 के बिंदु संख्या-1, 2, 4 एवं 5 पर दबाव डालना चाहिए। ये बिंदु पीयूष एवं पाइएनियल बिंदु से जुड़े होते हैं। इसके बाद गुरदे से जुड़े हुए बिंदुओं—चित्र-1 के बिंदु संख्या-3 एवं 6 पर दबाव डालना चाहिए। चित्र-2 के बिंदु संख्या-7 पर भी दबाव डालना चाहिए। इस बिंदु का संबंध हृदय से है। उच्च रक्तचाप से ग्रस्त रोगी के मामले में गुरदा और हृदय को मजबूत बनाने की आवश्यकता होती है।

इसके पश्चात् चित्र-2 के बिंदु संख्या-1 से 4 तक तथा चित्र-7 के बिंदु 1, 2, 3 पर दबाव डालना चाहिए। इन बिंदुओं का संबंध हृदय मध्याह्न (Heart meridian) से है। चित्र-2 में दरशाए गए 1 से 4 तक के बिंदुओं पर कम-से-कम आठ-दस सेकंड तक दो-तीन बार दबाव डालना चाहिए। चित्र-7 के बिंदु संख्या 1 एवं 2 हाथ के अंदरूनी कुहनी के क्रमशः दो अंगुल नीचे और दो अंगुल ऊपर स्थित होते हैं। इसी प्रकार चित्र-7 के बिंदु संख्या 3 एवं 5 छाती के ऊपरी भाग में बाँह एवं छाती के संधिस्थल पर, जहाँ तिकोन बनता है वहाँ स्थित होते हैं। इन बिंदुओं पर भी अँगूठे की सहायता से दो-तीन बार दबाव डालना चाहिए। चित्र-7 के बिंदु संख्या-4 दाएँ हाथ की कुहनी के संधिस्थल पर स्थित है। चित्र-2 एवं 3 के बिंदु संख्या 5 एवं 2 पर क्रमशः 8-10 सेकंड तक तीन बार गहरा दबाव डालना चाहिए। ये कलाई के भ्रंश के ऊपर तीन अंगुल चौड़ी जगह में स्थित होते हैं। इसके बाद चित्र संख्या-2 एवं 3 के क्रमशः बिंदु 3 एवं 6, जिनका संबंध गुरदे से होता है, पर दबाव डालना चाहिए। चित्र-6 के बिंदु संख्या-1 पर भी हलका दबाव डालना चाहिए। मेडुला ऑबलोंगेटा से जुड़े इस प्रेरक बिंदु पर सावधानीपूर्वक दबाव डालना चाहिए। प्रारंभ में इस बिंदु पर वे लोग दबाव न डालें जिन्हें प्रेशर देने का अनुभव प्राप्त न हो।

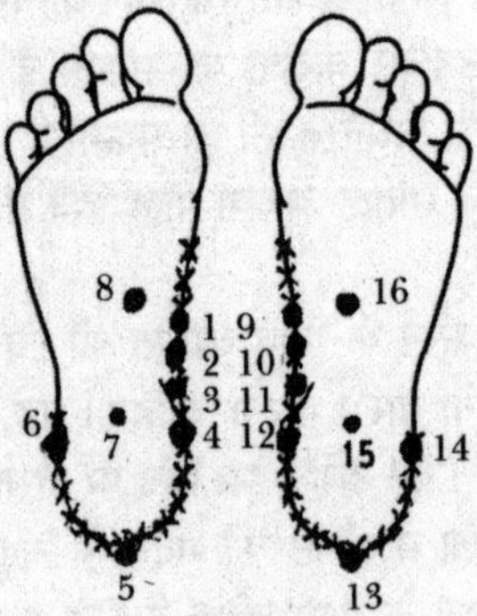

चित्र-1

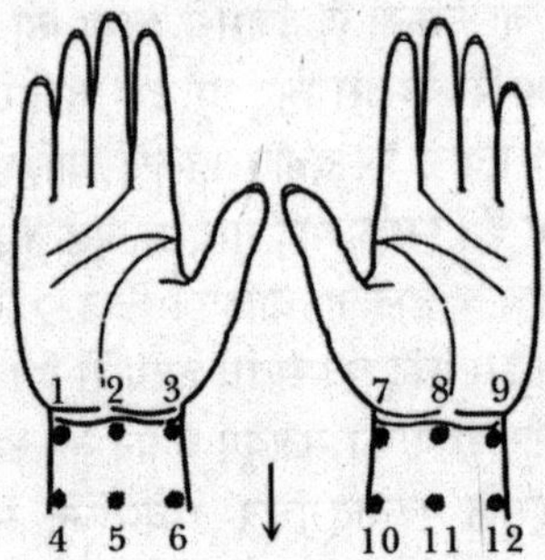

चित्र-2

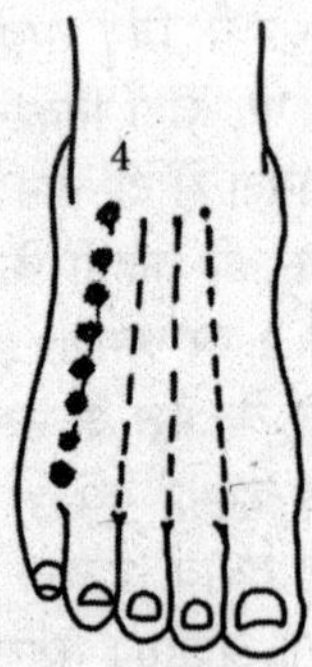

चित्र-3

चित्र : चक्रिका भ्रंश

चक्रिका भ्रंश (डिस्क प्रोलैप्स)

चक्रिका भ्रंश से ग्रस्त रोगी का एक्यूप्रेशर के माध्यम से उपचार करने के लिए सर्वप्रथम जिम्मी अथवा इससे मिलते-जुलते उपकरण की सहायता से उसके तलवे पर दबाव डालकर तलवे पर स्थित प्रतिबिंब केंद्रों को उत्तेजित करना चाहिए, ताकि एड़ी की ओर घुमावदार दबाव किनारे या मध्यवर्ती भाग पर पड़े। ऐसा एक-दो मिनट तक करने के उपरांत रोगी जितना दबाव सहन कर सके उतना दोनों पैरों के बाहरी भाग पर स्थित बिंदु 'xxx' पर दबाव डालना चाहिए। यह दबाव बाहरी किनारे से अंदरूनी भाग की ओर डालना चाहिए। प्रत्येक बिंदु पर दबाव 8-10 सेकंड तक दक्षिणावर्ती दिशा में डालना चाहिए। इस क्रिया को तीन बार दोहराना चाहिए। दाईं ओर अंकित बिंदु 1 से 8 तक तथा बाईं ओर अंकित बिंदु 9 से 16 तक दबाव डालते समय सावधानी की आवश्यकता होती है। दाएँ पैर पर बिंदु 1, 2 एवं 3 तथा बाएँ पैर पर बिंदु 9 व 10 पर दबाव देते समय और सावधानी की आवश्यकता होती है, क्योंकि ये बिंदु लंबर क्षेत्र में L4 एवं L5 तथा सैक्रल क्षेत्र में S1 चक्रिका से जुड़े प्रतिबिंब बिंदु होते हैं। जब रोगी डिस्क प्रोलेप्स से ग्रस्त होता है तो उपर्युक्त कशेरुकाएँ सबसे अधिक प्रभावित होती हैं। बिंदु संख्या-5 एवं 13 को बहुत प्रभावी माना जाता है। इसी प्रकार बिंदु संख्या-8 एवं 16 भी अत्यंत प्रभावी होते हैं। इन बिंदुओं पर दबाव डालने के साथ ही कई बार रोगी को आराम मिल जाता है।

चित्र-1 के सभी बिंदुओं पर दबाव डालने के उपरांत चित्र-2 के बिंदु 1 से 12 तक पर दबाव डालना चाहिए। दबाव कलाई के दोनों ओर डालना चाहिए तथा इन बिंदुओं पर दबाव डालने से पूर्व चित्र-2 में दिखाई गई दिशा में अँगूठे की सहायता से कलाई के दोनों ओर मालिश के रूप में प्रेशर देकर इस क्षेत्र पर स्थित प्रतिबिंब केंद्रों को उत्तेजित करना चाहिए। ये बिंदु प्रजनन अंगों से संबंधित होते हैं।

इन अंगों में कमजोरी होने से कई बार पीठ के निचले हिस्से में दर्द अथवा स्लिप डिस्क होता है, तथापि इन बिंदुओं पर दबाव डालते समय इस बात का ध्यान रखना चाहिए कि गर्भवती महिला की कलाईवाले प्रतिबिंब केंद्रों पर दबाव नहीं डालना चाहिए; क्योंकि इस क्षेत्र में स्थित बिंदुओं का संबंध गर्भाशय और गर्भनाल से होता है। चित्र-3 एवं 4 के हाथ एवं पैर के दोनों चैनलों पर बिंदुओं के द्वितीय समूह के रूप में दबाव डालना उपयोगी होगा। तथापि विशेष रूप से चैनल 4 पर दबाव डालना प्रभावी पाया गया है। चित्र-3 एवं 4 पर अंकित बिंदुओं पर अलग से अथवा इन चित्रों में दिखाई गई दिशा के अनुरूप तर्जनी अथवा अँगूठे की मदद से

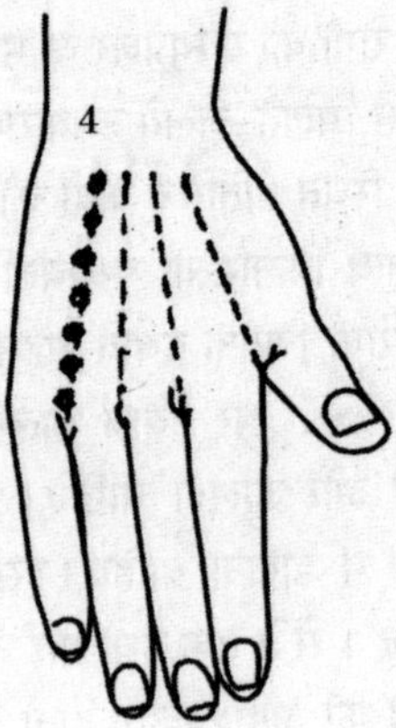

चित्र-4

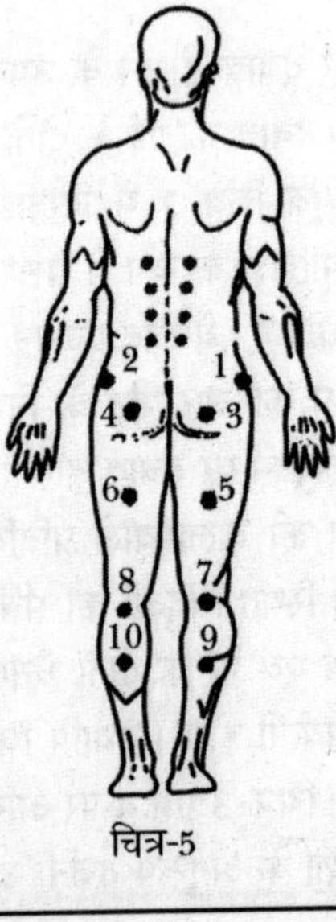

चित्र-5

दबाव डाला जा सकता है। इसके बाद जैसा चित्र–5 में दरशाया गया है, उसी अनुरूप रीढ़ के दोनों ओर दबाव डालना चाहिए। तथापि इस क्षेत्र पर दबाव तभी डालना चाहिए जब रोगी पेट के बल आराम से लेट सके। इसी प्रकार चित्र–5 के बिंदु 1 से 10 तक पर भी दबाव डालने से रोगी को काफी आराम मिलता है। इस रोग से मुक्ति पाने में प्राय: दस–बारह दिन (रोगी की स्थिति के अनुरूप एक से दो बार तक प्रत्येक दिन एक्यूप्रेशर उपचार करवाने पर) लग जाते हैं। इस दौरान रोगी को भारी वस्तु उठाने, भारी वस्तुओं को धकेलने, अधिक झुकने तथा हिचकोले खाने से बचाना चाहिए। यह सावधानी उपचार के दौरान तथा उपचार के कम–से–कम दो–तीन माह बाद तक बरतनी चाहिए।

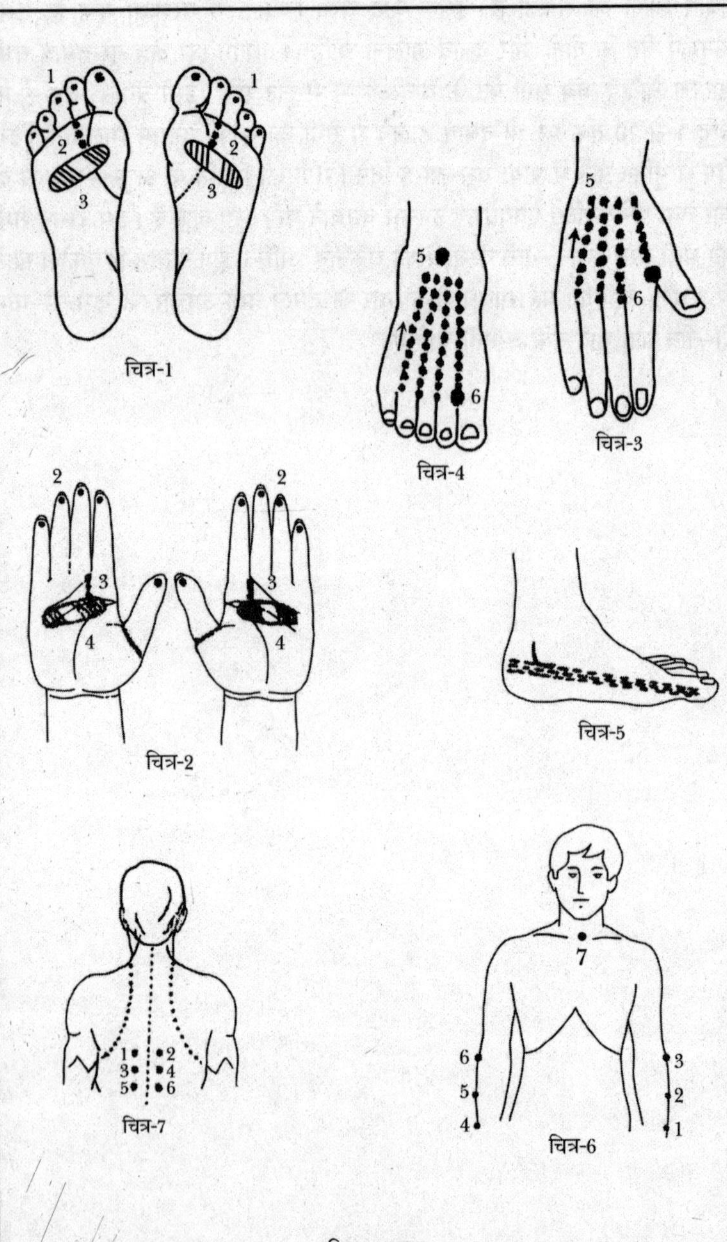

चित्र : दमा

दमा

दमा फेफड़े का रोग है। फेफड़ा श्वसन-तंत्र का एक महत्त्वपूर्ण अंग है। दमा के उपचार के लिए श्वास नली, फेफड़े से संबंधित प्रतिबिंब बिंदुओं के साथ-साथ हाथ एवं पैर की उँगलियों के अग्रभाग में स्थित साइनस बिंदुओं पर दबाव डालना चाहिए। इसके साथ ही, अंत:स्रावी ग्रंथियों से संबंधित प्रतिबिंब बिंदुओं पर दबाव डालना चाहिए, ताकि इनकी कार्यक्षमता अधिक सुदृढ़ हो सके।

दमा से प्रभावित रोगी के उपचार के लिए हमें साइनस बिंदुओं पर दबाव डालना चाहिए—अर्थात् दोनों तलवों के बिंदु संख्या-1 (चित्र-1) पर। अँगूठे की मदद से प्रतिबिंब बिंदुओं को दबाव दिया जा सकता है। जैसा कि चित्र में दिखाया गया है। प्रथम दो उँगलियों और अँगूठे के बीच अँगूठे की तरफ दक्षिणावर्ती (क्लॉक वाइज) दिशा में घुमाकर दबाव दिया जा सकता है। इसी प्रकार का अभ्यास दोनों हथेलियों की उँगलियों पर भी किया जा सकता है। (चित्र-2 बिंदु संख्या-2)

यह उपचार प्रत्येक उँगली पर दस-बारह बार घुमाकर दिया जाए। यह प्रक्रिया कम-से-कम दो बार दोहराई जाए और यदि संभव हो तो तीन बार भी। इसके पश्चात् किसी पतली किंतु धारहीन वस्तु की सहायता से बिंदु संख्या-3 (चित्र-1) पर दबाव डालना चाहिए। ऐसा पेंसिल के पिछले हिस्से से भी किया जा सकता है। इन बिंदुओं पर तीन बार करके 8 से 10 गिनने तक दबाव डालना चाहिए। इसके बाद बिंदु संख्या-3 (चित्र-2) पर इसी तरह से दबाव डालना चाहिए। इन बिंदुओं का संबंध श्वास नलिका से है तथा इनपर दबाव डालने से बहुत आराम मिलता है। इसके पश्चात् बिंदु संख्या-4 (चित्र-1 एवं 2) पर दबाव डालने की आवश्यकता होती है। इन बिंदुओं का संबंध फेफड़े से है। संपूर्ण छायांकित क्षेत्र पर अँगूठे अथवा जिम्मी की सहायता से दबाव डालने की आवश्यकता होती है। इसके पश्चात् दोनों हाथों एवं पैरों (चित्र-3 एवं 4, बिंदु-5) के चैनलों पर दबाव डालने की आवश्यकता होती है। ऐसा करने से फेफड़े की छोटी-छोटी नलिकाओं में जमी श्लेष्मा निकल जाती है और रोगी की श्वसन गति भी ठीक हो जाती है। चित्र-3 और 4 के बिंदु-6 और चित्र-5 के पैर के छायांकित हिस्से पर दबाव डालने से दमा के रोगियों को बहुत आराम मिलता है, क्योंकि इन बिंदुओं का संबंध तंत्रिका तंत्र से है। इसी प्रकार हाथ के अगले भाग पर स्थित बिंदु संख्या-1 से 6 पर (चित्र-6) दबाव डालने से रोगी को अत्यधिक आराम मिलता है।

चूँकि दबाव डालने पर बिंदु 3 एवं 6 बहुत संवेदनशील हो जाते हैं। इन बिंदुओं का संबंध एलर्जी से होता है और एलर्जी भी दमा का मुख्य कारण होती है, इसलिए इन बिंदुओं को बहुत प्रभावी माना गया है। यदि ये बिंदु अत्यधिक संवेदनशील हो जाएँ तो इनपर दबाव डालने के बजाय मालिश के रूप में दबाव देना चाहिए। गरदन के नीचे कॉलर बोन्स गिरेबान के बीच धँसे हुए भाग पर बिंदु-7 (चित्र-6) पर दबाव डालने से भी कॉफी आराम मिलता है। इन बिंदुओं की पहचान करने के लिए दोनों स्कंधों की पत्तियों के निचले किनारे के बीच से इस प्रकार रेखा खींचनी पड़ती है जो कशेरु स्तंभ को विभाजित करे। बिंदु 1 एवं 2 डेढ़ इंच के अंतराल पर कशेरुकी के प्रत्येक भाग में रहते हैं, जिसे स्कंध पट्टियों के बीच से खींची जानेवाली काल्पनिक रेखा विभाजित करती है। बाद के बिंदु पहले बिंदु के डेढ़ इंच बाद स्थित होते हैं और बिंदुओं का क्रम इसी प्रकार रहता है।

सामान्यत: पाँच-छह बार उपचार लेने से रोगी की स्थिति में सुधार होता है। कुछ मामलों में अधिक समय लग सकता है, ऐसा रोग की स्थिति तथा रोगी की आयु तथा दबाव सहने की शक्ति पर निर्भर करता है। लेकिन व्यक्ति को जल्दबाजी में इसे छोड़ नहीं देना चाहिए, क्योंकि देर-सबेर रोग का निदान तो होना ही है। जहाँ तक संभव हो सके, अस्थमा से पीड़ित रोगी को रोग का दौरा पड़ने से पहले ही अथवा मौसम परिवर्तन शुरू होने से पहले ही उपचार शुरू कर देना चाहिए, क्योंकि बाद में रोग भयंकर रूप ले लेता है।

साइटिका

साइटिका रोग में साइटिका स्नायु के फैलाव में दर्द होता है। यह अंत: कशेरुकी चक्र में वृद्धि होने से उत्पन्न होता है। इसके साथ ही यह हड्डी टूटने, संक्रमण अथवा गाँठ पड़ने से भी होता है।

इसका असर अचानक या धीरे-धीरे होता है। इसमें रोगी को झुकने पर पीठ के निचले हिस्से में दर्द होता है। दर्द जाँघ के निचले भाग से लेकर टखने और पैर तक बढ़ता जाता है।

एक्यूप्रेशर उपचार

इस रोग से संबंधित प्रतिबिंब केंद्रों पर दबाव डालने से पूर्व दोनों तलवों और विशेष रूप से उनके किनारों पर 1 से 2 मिनट तक जिम्मी की सहायता से दबाव डालना चाहिए। ऐसा करने से संबंधित प्रतिबिंब केंद्र सक्रिय हो उठते हैं। तलवों के प्रतिबिंब केंद्रों को उत्तेजित करने के पश्चात् सर्वप्रथम चित्र-1 के बिंदु संख्या-1 एवं 2 पर दबाव डालना चाहिए, क्योंकि बिंदु संख्या-1 गुरदे से संबंधित है। गुरदे का मजबूत होना आवश्यक है, क्योंकि गुरदे के शिथिल होने से ही यूरिया का अधिक जमाव होने से साइटिका रोग उत्पन्न होता है। बिंदु संख्या-2 पर भी दबाव डालने से इस रोग में अथवा पैर के अन्य रोगों में काफी लाभ मिलता है। इसके बाद दोनों तलवों के बिंदु संख्या-3, 4, 5 एवं 6 (चित्र-1) पर दबाव डालना चाहिए। बिंदु 4 एवं 5 क्रमश: उस अंतिम स्थान पर स्थित होते हैं जहाँ एड़ी के दोनों ओर साइटिका स्नायु का अंत होता है। इसके बाद एड़ी के पिछले भाग (बिंदु संख्या-6) पर भी दबाव डालना चाहिए। बिंदु 6 एवं 7 (चित्र-1) में xxxxxx चिह्नित क्षेत्र पर जिम्मी की सहायता से दबाव डालना चाहिए। इसके बाद बिंदु संख्या-8 पर निर्दिष्ट दिशा में लगभग 30 सेकंड तक दबाव डालना चाहिए।

चित्र-1 के बिंदु संख्या-1 से 8 तक दबाव डालने के बाद चित्र-2 के बिंदु संख्या-1 पर दबाव डालना चाहिए। दोनों हथेलियों पर अंकित बिंदु संख्या-1 का संबंध गुरदे से है तथा •••••• अंकित बिंदु संख्या-2 का संबंध पीठ के निचले हिस्से से है। इन बिंदुओं पर दबाव डालने से काफी आराम मिलता है। इसके पश्चात् दोनों हाथों की संपूर्ण कलाइयों (छायांकित क्षेत्र—बिंदु संख्या-3) पर दबाव डालना चाहिए। इस क्षेत्र का संबंध जननेंद्रियों से है। इस क्षेत्र में दबाव निर्दिष्ट दिशा में दिया जाना चाहिए। इसके बाद चित्र-3 एवं 4 में (दोनों पैरों में) बिंदु 1 से 7 तक

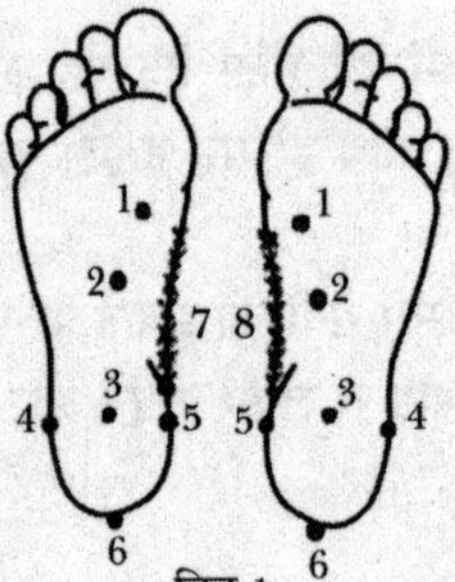

चित्र-1

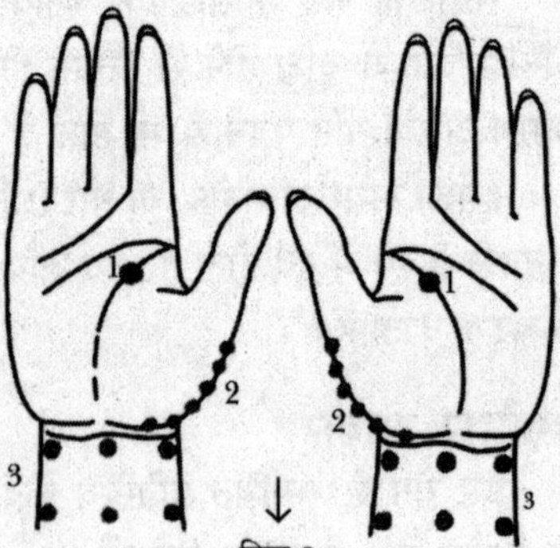

चित्र-2

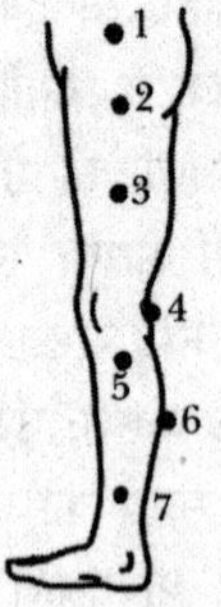

चित्र-3

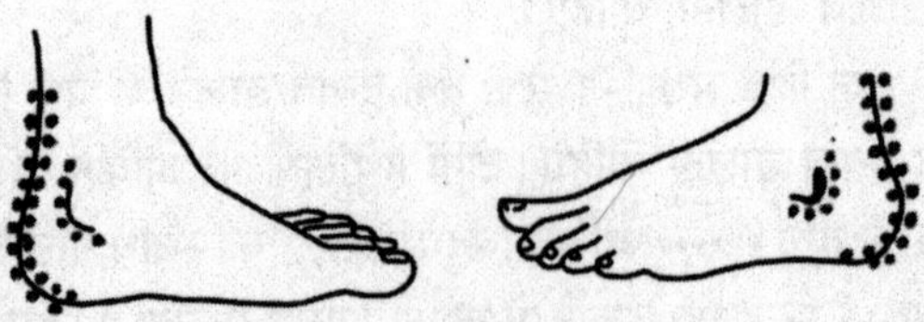

चित्र-4

चित्र : साइटिका

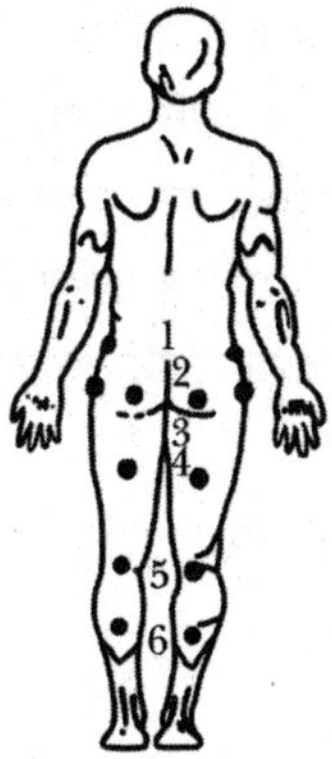

चित्र-5

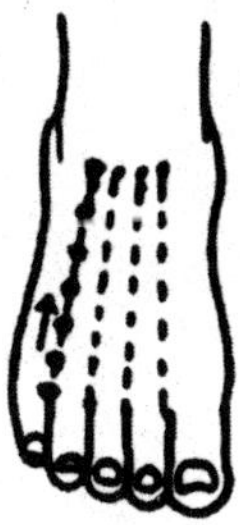

चित्र-6

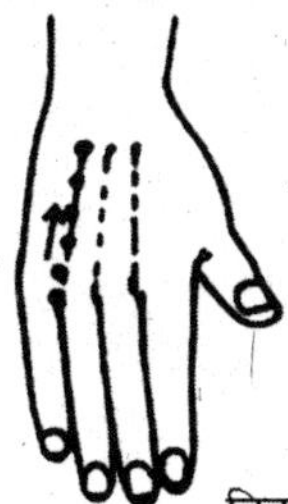

चित्र-7

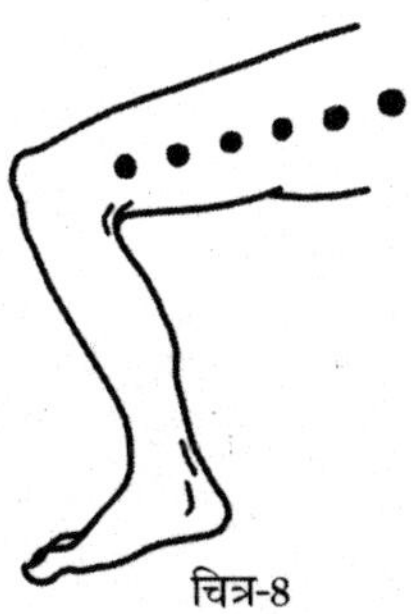

चित्र-8

दबाव डालना चाहिए। इन बिंदुओं पर दबाव या तो खड़े होकर अथवा रोगी को करवट तथा पेट के बल लिटाकर देना चाहिए। इसके साथ ही चित्र-4 के छायांकित बिंदु 1 एवं 2 पर भी दबाव डालना चाहिए। यदि तीव्र दर्द हो रहा हो तो शीघ्र मुक्ति के लिए दिन में दो बार भी उपर्युक्त बिंदुओं पर दबाव दिया जा सकता है तथा चित्र 5 से 8 में अंकित प्रतिबिंब केंद्रों पर भी दबाव दिया जा सकता है। इन बिंदुओं पर दबाव देने से कई बार रोग से बहुत जल्दी छुटकारा मिल जाता है।

मानसिक तनाव

यह रोग अवसाद, मानसिक भय और असंतुलित व्यक्तित्व जैसे कई मनोवैज्ञानिक असंतुलनों के कारण उत्पन्न होता है। इसी प्रकार उच्च रक्तचाप, अचानक आर्थिक क्षति अथवा प्रियजन के बिछोह जैसे कई अन्य कारणों से यह रोग उत्पन्न होता है। इससे टेंपोरल लोब तनाव तथा हारमोन स्रावी ट्यूमर हो सकता है। भावुकतापूर्ण व्यवहार, असुरक्षा की भावना, संबंधियों से भय एवं संघर्ष, सामाजिक परिस्थिति, लंबे समय से चले आ रहे पारिवारिक कलह, अधिकार या संपत्ति से वंचित किया जाना, चिंता इत्यादि से मानसिक तनाव उत्पन्न होता है।

एक्यूप्रेशर उपचार

मानसिक तनाव रोग की तुलना में एक प्रकार की आदत अधिक प्रतीत होती है। इससे मुक्ति पाने के लिए एक ओर रोगी के नैतिक बल को सुदृढ़ बनाना चाहिए, ताकि वह छोटी-छोटी बातों में न उलझे; दूसरी ओर उसका एक्यूप्रेशर द्वारा उपचार करना उचित होगा। तंत्रिका तंत्र के प्रत्येक अंग से संबंधित प्रतिबिंब केंद्रों पर निम्नलिखित विधि से दबाव डालने की आवश्यकता होती है। प्रत्येक साइनस बिंदु और चित्र-1 के बिंदु 1 एवं 2, जो अँगूठे पर स्थित होते हैं, मस्तिष्क से संबंधित बिंदु हैं। इनपर दबाव डालें। प्रत्येक बिंदु पर 8 से 10 तक की गिनती तक दक्षिणावर्ती (clockwise) दिशा में दबाव डालें। दबाव अँगूठे की सहायता से भी दिया जा सकता है। इसके बाद बिंदु संख्या-3 पर दबाव डालना चाहिए। इस बिंदु का संबंध पीयूष ग्रंथि से है, जो कि सभी प्रकार की अंत:स्रावी ग्रंथियों की कार्यक्षमता को नियंत्रित करती है। इस बिंदु पर 8-10 सेकंड तक तीन बार दबाव डालना चाहिए, ताकि यदि अन्य अंत:स्रावी ग्रंथियाँ ठीक से काम नहीं कर रही हों तो वे भी ठीक से काम करने लगें। इसके पश्चात् बिंदु संख्या-4 पर दबाव डालना चाहिए, जो कि थायरॉइड ग्रंथि से संबंधित है। मानसिक असंतुलन से ग्रस्त रोगी के पैर के इस बिंदु पर दबाव डालना चाहिए। इसके बाद गुरदे से संबंधित प्रतिबिंब बिंदु-5 पर दबाव डालना चाहिए। ऐसा करने के बाद चित्र-1 के छायांकित भाग में स्थित बिंदु संख्या-6 पर दबाव डालना चाहिए, जो कि पेट से संबंधित बिंदु है।

इसके पश्चात् हथेली में (बिंदु संख्या-1 से 8—चित्र-2) सभी चिह्नित प्रतिबिंब बिंदुओं पर दबाव डालें। चित्र-2 में निर्दिष्ट दिशा के अनुरूप कलाई पर बिंदु संख्या 9 से 14 तक मालिश के रूप में दबाव डालें। दोनों हाथ की कलाइयों के सामनेवाले और पीछेवाले भाग में दोनों ओर दबाव डालना चाहिए। इसके पश्चात्

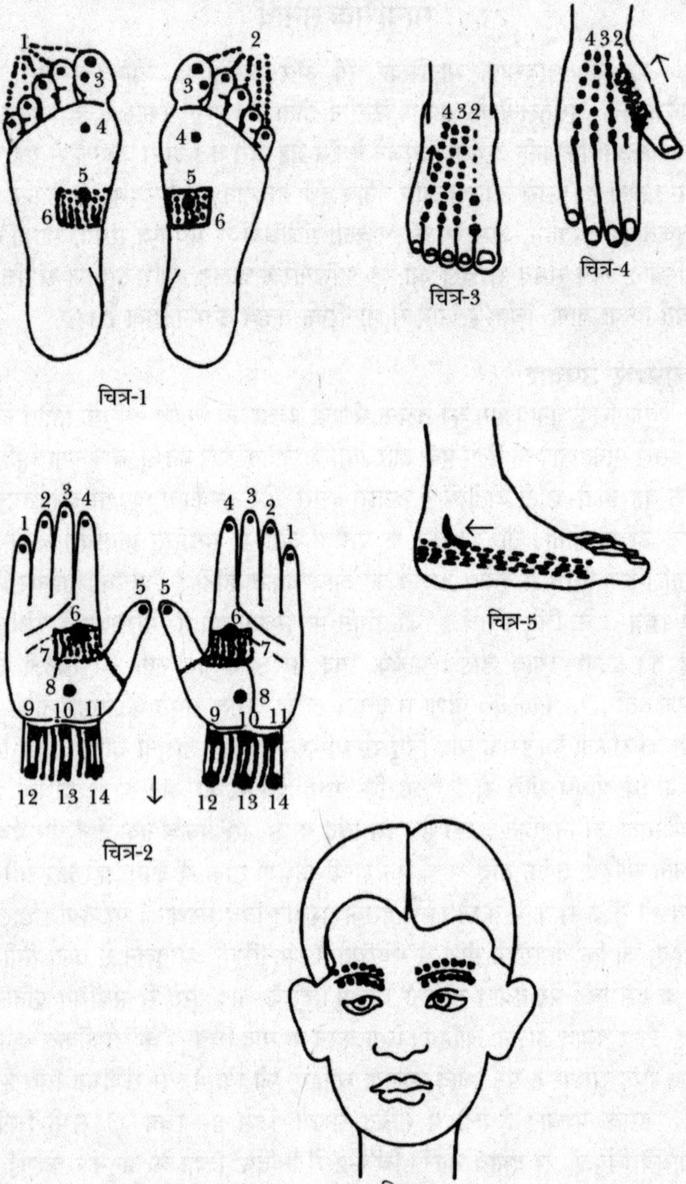

चित्र : मानसिक तनाव

चित्र–3 एवं 4 में दरशाई गई दिशा के अनुरूप बिंदु 1–4 तक के चारों चैनलों पर दबाव डालना चाहिए। चित्र–4 एवं 5 के बिंदु संख्या–5 तंत्रिका तंत्र से संबंधित प्रतिबिंब केंद्र क्षेत्र को दरशाता है। यहाँ अँगूठे और तर्जनी के मध्य बने त्रिकोण क्षेत्र पर तेल अथवा क्रीम लगाकर हाथ एवं पैर में चित्र के अनुरूप दरशाई गई दिशा में मालिश के रूप में दबाव डालना चाहिए। चित्र–6 में भौंह पर अंकित बिंदुओं पर दबाव डालने से तंत्रिका तंत्र से संबंधित रोगों के नियंत्रण में अत्यंत लाभ मिलता है। इन बिंदुओं पर दबाव डालने के लिए तर्जनी को भौंह के प्रारंभिक भाग के ऊपर तथा अँगूठे को भौंह के नीचे रखकर इस प्रकार दबाव डालना चाहिए कि दबाव भौंह पर पड़े। इस प्रक्रिया को संपूर्ण भौंह पर दोहराना चाहिए। इस दौरान कई स्थानों पर आपको गाँठ जैसी संरचनाएँ मिलेंगी। उनपर दबाव डालने से बहुत दर्द होता है। धीरे–धीरे आप महसूस करेंगे कि गाँठ समाप्त हो गई है और दर्द एवं रोग का भी अंत हो गया है।

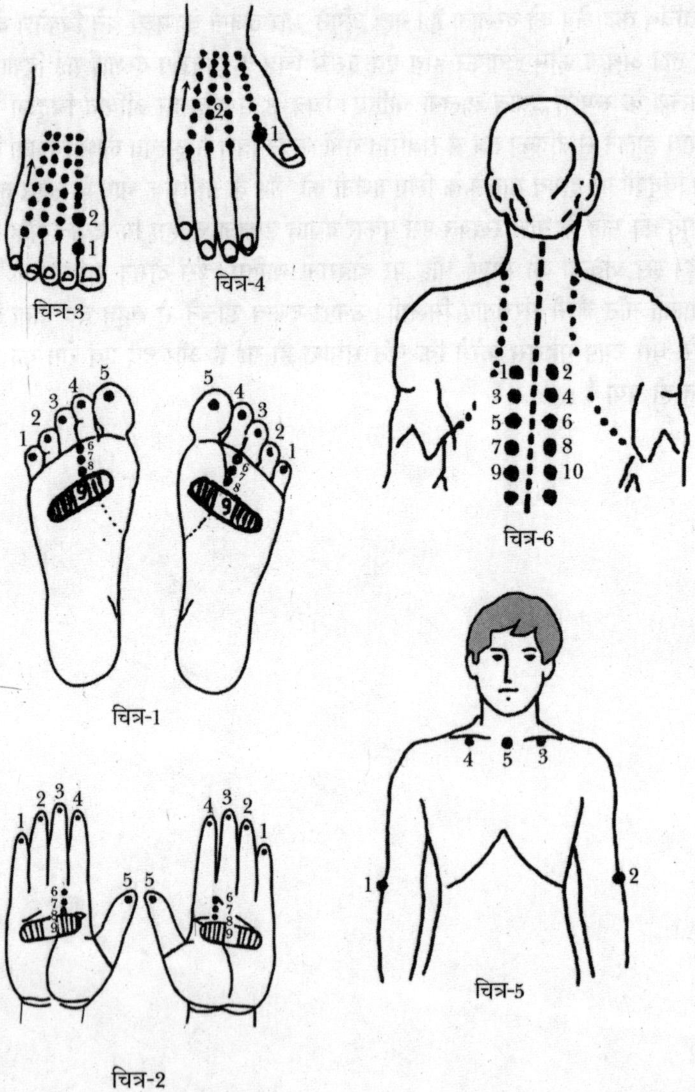

चित्र-3 चित्र-4 चित्र-6 चित्र-1 चित्र-5 चित्र-2

चित्र : श्वास नली शोथ

श्वास नली शोथ (ब्रोंकाइटिस)

गंभीर श्वास नली शोथ आहार नाल-श्वास नलिका संरचना में एक प्रकार की सूजन है, जिसमें कफ और बुखार की शिकायत हो जाती है। यह जाड़े में पायोजेनिक असंतुलन के दौरान होता है।

प्रारंभ में गले में हलकी सूजन होती है। इसके बाद खिचखिच, गले में दर्द एवं बेचैनी होती है। इसमें रुग्णता, ठंड, हलका बुखार और मांसपेशी में दर्द होता है। इसमें थोड़ा-बहुत बलगम अथवा रक्त भी निकल सकता है। बुखार कई दिनों तक रह सकता है। श्वास नलिका में बहुत समय तक धुआँ, धूल एवं प्रदूषण रहने से श्वास नली शोथ होता है।

एक्यूप्रेशर उपचार

उपर्युक्त वर्णन से यह स्पष्ट है कि श्वास नली शोथ विषाणु संक्रमण अथवा जीवाणु के कारण श्वास नलिका में सूजन होने के कारण होता है। श्वास नली शोथ से ग्रस्त रोगी का उपचार करते समय सबसे महत्त्वपूर्ण प्रतिबिंब बिंदु, जिनपर दबाव डालना चाहिए, हैं—बिंदु संख्या 1-5 तक बिंदु (चित्र-1 एवं 2) दबाव अँगूठे अथवा किसी भोथरे उपकरण यानी पेंसिल के नुकीले भाग के विपरीत सिरे से दबाव डालना चाहिए। प्रत्येक बिंदु पर 8-10 सेकंड तक तीन बार दक्षिणावर्ती दिशा में दबाव डालना चाहिए। गंभीर रूप में रोगग्रस्त होने के दौरान दिन में दो बार दबाव डाला जा सकता है। इसके बाद चित्र-1 एवं 2 में क्रमशः दरशाए गए बिंदु संख्या 6, 7 एवं 8 पर दबाव डालना चाहिए। बिंदु 6, 7 एवं 8 से चिह्नित संपूर्ण क्षेत्र पर अँगूठे अथवा जिम्मी की सहायता से दक्षिणावर्ती दिशा में दबाव डालना चाहिए। दबाव गहरा होना चाहिए, किंतु दबाव का स्तर उतना ही होना चाहिए जितना रोगी सहन कर सके।

इसके पश्चात् हथेली एवं तलवों (जैसा कि चित्र-1 एवं 2 में दरशाया गया है) तथा उँगलियों के शीर्ष भाग पर दक्षिणावर्ती दिशा में दबाव डालना चाहिए। ये साइनस बिंदु हैं। इसके बाद चित्र-3 एवं 4 के अनुरूप दोनों हाथों एवं पैरों के चैनलों पर दबाव डालना चाहिए। इससे श्वास लेने में उत्पन्न व्यवधान दूर हो जाता है और व्यक्ति आसानी से श्वास लेने लगता है। बिंदु संख्या-1 (चित्र-3 एवं 4) पर दबाव डालना भी बहुत प्रभावी होता है। चित्र में दोनों हाथों और पैरों के चैनलों में खींची गई रेखाओं पर मालिश की तरह दबाव डालना चाहिए, विशेष रूप से जब व्यक्ति रोगग्रस्त हो। इससे रोगी को काफी आराम मिलता है, क्योंकि इससे स्नायुओं को आराम मिलता है। इससे श्वास लेने में सभी प्रकार के अवरोध दूर हो जाते हैं।

इसके बाद चित्र–1 एवं 2 में छायांकित भाग में स्थित बिंदु–9 (हाथ एवं पैर) पर दबाव डालने से तुरंत आराम मिलता है, क्योंकि ये बिंदु फेफड़े से संबंधित होते हैं। इसके बाद चित्र–5 के बिंदु संख्या–1 एवं 2 पर प्रत्यक्ष रूप से अँगूठे की सहायता से अथवा मालिश के रूप में दबाव डालना चाहिए। ये बिंदु अत्यंत संवेदनशील होते हैं तथा इनपर दबाव डालने से बहुत दर्द होता है। इसके पश्चात् गिरेबान के नीचे स्थित बिंदु 3 एवं 4 पर 8–10 सेकंड तक दबाव डालना चाहिए (प्रत्येक बिंदु पर)। इन बिंदुओं पर अँगूठे की मदद से दबाव डालना चाहिए; किंतु ध्यान रहे कि दबाव मध्यम स्तर का हो। बिंदु संख्या–5 गिरेबान के मध्य भ्रंश में स्थित होती है तथा इसपर लगभग 4–5 सेकंड तक हलका दबाव डालने से काम चल जाता है। इस बिंदु पर दो बार दबाव डाला जा सकता है। यदि रोगी पेट के बल लेटने में सक्षम हो तो चित्र–6 के बिंदु 1 से 10 तक दबाव डालने से रोगी को साँस लेने में आराम मिलता है।

गठिया

अंग्रेजी शब्द अर्थ (Arth) का अर्थ जोड़ तथा आइटिस (Itis) का अर्थ सूजन होता है। जोड़ या संधि से तात्पर्य है कि शरीर का वह भाग, जहाँ दो अस्थियाँ आकर मिलती हैं।

गठिया (अर्थराइटिस) दो प्रकार का होता है—ऑस्टियो अर्थराइटिस तथा र्‌यूमेटाइड अर्थराइटिस। ऑस्टियो अर्थराइटिस जोड़ तथा हड्डियों में टूट-फूट के कारण होता है। इसके साथ ही शरीर का वजन एक सीमा से अधिक होने पर भी ऑस्टियो अर्थराइटिस होता है। जबकि र्‌यूमेटाइड अर्थराइटिस आयु के साथ बढ़नेवाली अशक्तता है। स्पॉण्डिलाइटिस रीढ़ का एक प्रकार का क्षयकारक अर्थराइटिस है।

दर्द से विषाद, अवसाद और क्रोध उत्पन्न होते हैं। दया का पात्र बनने से किसी समस्या का निदान नहीं होता।

एक्यूप्रेशर उपचार

उपर्युक्त तथ्यों से यह स्पष्ट है कि यदि समय रहते इस रोग का निदान न किया जाए तो यह काफी कष्टदायक हो जाता है। एक्यूप्रेशर के माध्यम से इस रोग का उपचार करने के लिए सर्वप्रथम दोनों हथेलियों एवं तलवों पर जिम्मी को बेलनाकार घुमाकर दबाव डालना पड़ता है। दबाव 1 से 2 मिनट तक डालने से ये भाग उत्तेजित हो जाते हैं। इससे संबंधित बिंदु सक्रिय हो जाते हैं। इसके पश्चात् चित्र-1 में जैसा दिखाया गया है, उस अनुरूप दाएँ तलवे में बिंदु 1 से 7 तथा बाएँ तलवे में बिंदु 1 से 6 तक जिम्मी की सहायता से दबाव डालना चाहिए। बिंदु संख्या-5 एवं 6 के छायांकित भागों में घुमावदार दबाव डाला जा सकता है। इसी प्रकार दाईं हथेली के बिंदु 1 से 7 (चित्र-2) तथा बाईं हथेली के बिंदु 1 से 6 (चित्र-2) पर दबाव डालना चाहिए। हथेली पर दबाव डालते समय दोनों कलाइयों पर जहाँ बिंदु 6 निर्दिष्ट है वहाँ भी दबाव डालना चाहिए। इसी प्रकार कलाई के पिछले हिस्से में भी दबाव डालना चाहिए। कलाई पर अंकित बिंदु 6 जननेंद्रिय से संबंधित है। यहाँ दबाव डालना अत्यंत लाभप्रद होता है।

इसके पश्चात् चित्र-3 में दरशाई गई दिशा के अनुरूप पैरों एवं हाथों पर दबाव डालना चाहिए। पैर के बिंदु 1 एवं 2 पर गहरा दबाव डालना चाहिए। बिंदु 1 वहाँ स्थित है जहाँ अँगूठा एवं अँगूठे के बगल की बड़ी उँगली मिलती है, जैसा कि चित्र में दिखाया गया है। बिंदु संख्या-2 इससे दो उँगली की दूरी पर स्थित है। इसी प्रकार हाथ की बिंदु संख्या-1 पर गहरा दबाव डालना चाहिए। इस बिंदु की पहचान संधि-स्थल के अंत पर, जहाँ अँगूठा तर्जनी के निकट पहुँचता है, होती है।

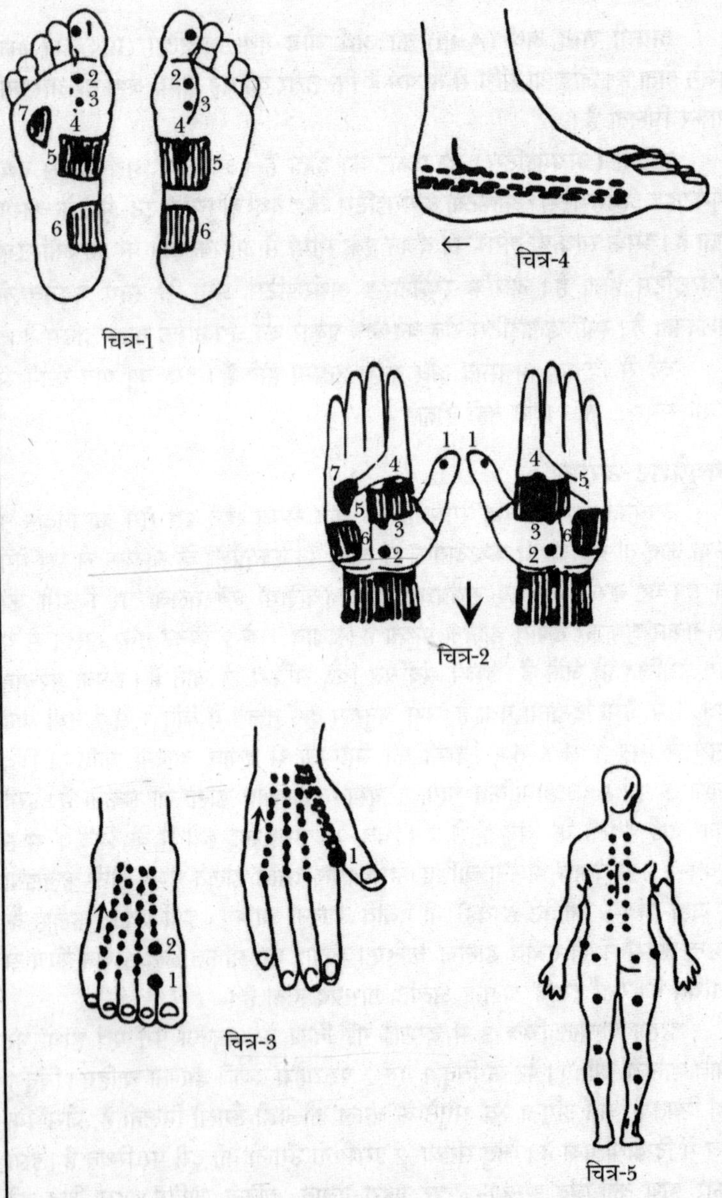

चित्र : गठिया

इस बिंदु को दबाने से तेज दर्द होता है, किंतु इसपर दबाव डालना लाभप्रद होता है। इस बिंदु पर दबाव डालने के पश्चात् छायांकित स्थान पर निर्दिष्ट दिशा में दबाव डालना चाहिए। यह क्षेत्र तंत्रिका तंत्र से संबंधित है। इसी तरह चित्र-4 में दरशाई गई दिशा के अनुरूप तंत्रिका तंत्र से संबंधित बिंदुओं पर दबाव डालना चाहिए। इसके पश्चात् रोगी को पेट के बल लिटाकर चित्र-5 में निर्दिष्ट बिंदुओं पर दबाव डालना चाहिए। इस बात का ध्यान रखना चाहिए कि कशेरुकी स्तंभ से दोनों ओर 1 इंच हटकर दबाव डालना चाहिए, क्योंकि सीधे कशेरुकी स्तंभ पर दबाव डालना हानिकारक हो सकता है।

उपर्युक्त बिंदुओं पर दबाव डालने के साथ-साथ गठिया रोग से ग्रस्त रोगी प्रतिदिन विटामिन-सी तथा कैल्सियम (500 mg) की गोलियों सहित भरपूर मात्रा में पानी का सेवन करें। बायोकैमिक मिश्रण संख्या-19 की चार गोलियाँ दिन गें तीन बार दो-तीन महीने तक लेने से इस रोग के निदान में काफी मदद मिलती है।

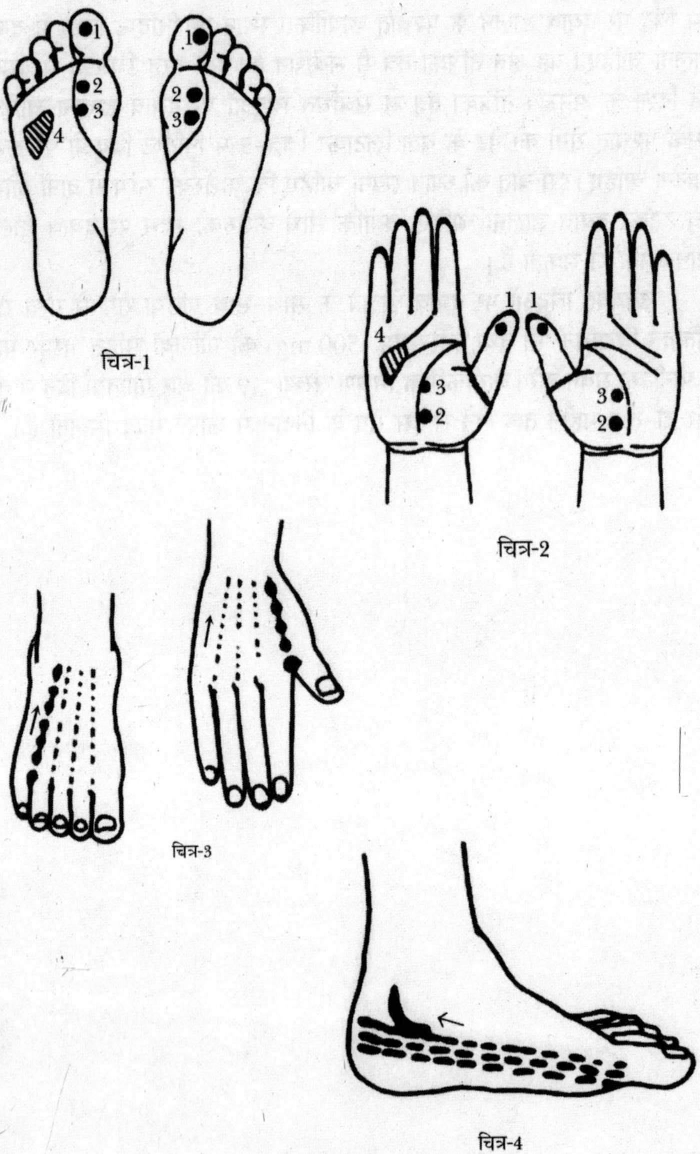

चित्र : कद बढ़ाना

कद बढ़ाना

बच्चों का कद तब तक बढ़ता है जब अस्थि का डॉयफिसिस इपीफिसिस से मिलता है। इस मिलन के पश्चात् कद बढ़ना रुक जाता है। कद छोटा होने का मुख्य कारण हारमोन की कमी, कॉटिकॉस्टेरॉइड का अत्यधिक उपयोग, साइनोटिक, हृदय रोग, अन्नाभाव और जन्म के समय कम वजन इत्यादि हैं।

एक्यूप्रेशर उपचार

सामान्य रूप से बच्चों के कद में वृद्धि अठारह वर्ष की उम्र तक होती है। इस अवधि के दौरान पीयूष ग्रंथि एवं थायरॉइड ग्रंथियों की भूमिका अहम होती है। ये शरीर में वृद्धि को नियंत्रित करती हैं। यह बहुत महत्त्वपूर्ण होता है कि ये दोनों ग्रंथियाँ सामान्य रूप से काम करें, ताकि बच्चे न तो असामान्य रूप से लंबे हों और न ही नाटे।

हम देखते हैं कि यदि बच्चे सामान्य रूप से लंबे नहीं हो रहे हैं तो दाएँ तलवे के बिंदु संख्या 1 से 4 तक तथा बाएँ तलवे के बिंदु संख्या 1 से 3 तक दबाव डालना चाहिए (चित्र–1)। बिंदु 2 एवं 3 पर जिम्मी को बिना घुमाए दबाव डालना चाहिए। तथापि बिंदु संख्या–1 पर जिम्मी को दक्षिणावर्ती (clockwise) घुमाकर दबाव डालना चाहिए। यह बिंदु पीयूष ग्रंथि से संबंधित है। इसी प्रकार दाईं हथेली के बिंदु संख्या 1 से 4 तक तथा बाईं हथेली की बिंदु संख्या 1 से 3 पर दबाव डालना चाहिए। इन सभी बिंदुओं पर 8–10 सेकंड तक दबाव डालना चाहिए (प्रत्येक बिंदु पर तीन बार)। तंत्रिका तंत्र से संबंधित बिंदु क्रमशः चित्र–3 (हाथ) और चित्र–4 (पैर) में दरशाए गए हैं।

इन बिंदुओं पर अँगूठे की सहायता से चित्र में निर्दिष्ट दिशा के अनुरूप दबाव डालना चाहिए। उपर्युक्त प्रतिबिंब बिंदुओं पर दबाव डालने के साथ-साथ बच्चे को व्यायाम तथा प्रातः सैर करनी चाहिए।

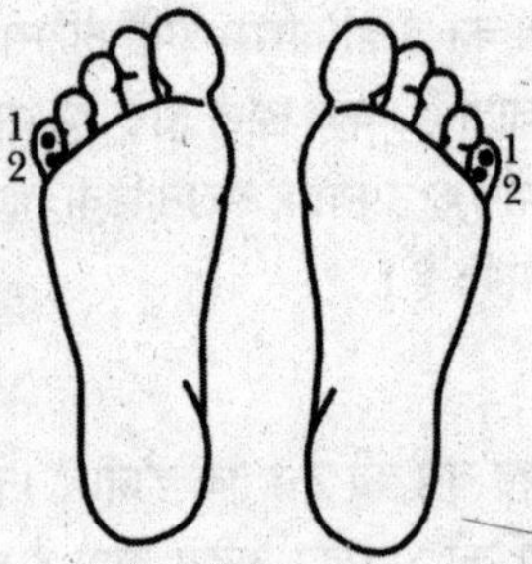

चित्र-1

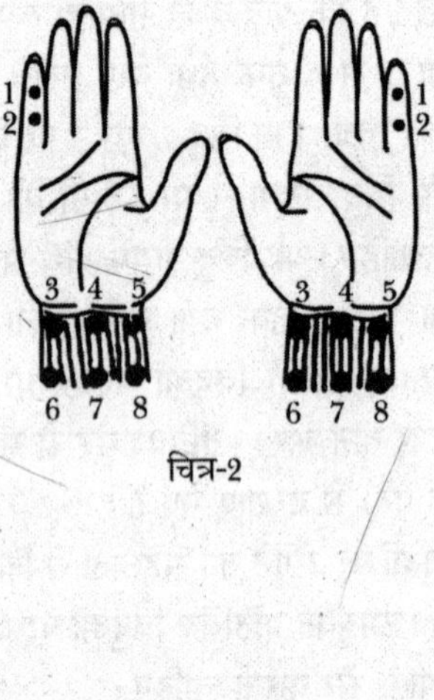

चित्र-2

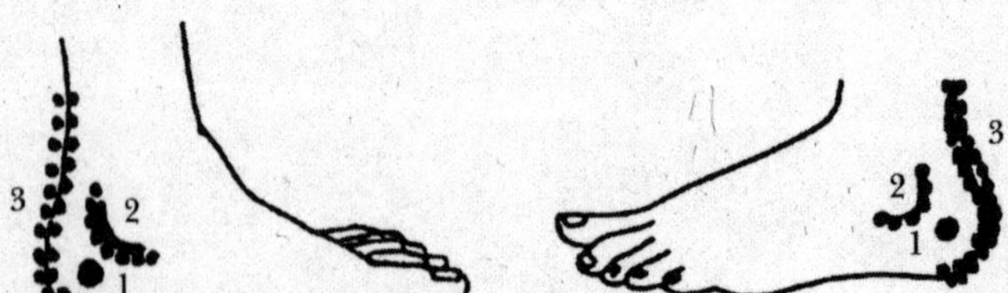

चित्र-3

चित्र : पेशाब संबंधी समस्या

पेशाब संबंधी समस्या

बिस्तर गीला करना एक आम समस्या है। बच्चों को पेशाब की आदत न डालना, अत्यधिक पानी पीना, चिंता, असुरक्षा, मानसिक कमजोरी, मिरगी, मेनिनगोमाइसिल, पायलोनेफ्राइटिस, एपिसपैडियास, फिमोसिस और थ्रेडवार्म्स इत्यादि से ग्रस्त होना बिस्तर गीला करने के कारण हैं।

एक्यूप्रेशर उपचार

उपर्युक्त कारणों से स्पष्ट है कि इस रोग से ग्रस्त होने पर बच्चों में हीन भावना पैदा हो जाती है; जबकि इसके लिए वे दोषी नहीं होते हैं। माता-पिता को बच्चे को डाँटने के स्थान पर इस समस्या का निदान धैर्यपूर्वक करना चाहिए। उन्हें बताना चाहिए कि सोने से पहले बच्चे पेशाब करें। बच्चे को सोने से पूर्व गरम दूध नहीं पिलाना चाहिए। ऐसा पाया गया है कि निम्नलिखित बिंदुओं पर दबाव डालने से बिना किसी जटिलता के इस समस्या का निदान हो जाता है।

कनिष्ठा (छोटी उँगली) पर अंकित बिंदु 1 और 2 (चित्र-1 एवं 2 क्रमशः) पर दबाव डालना चाहिए। इसके बाद जननेंद्रिय से संबंधित प्रतिबिंब केंद्र—बिंदु संख्या 3 से 8 पर दबाव डालना चाहिए। इन बिंदुओं पर दबाव डालने से पूर्व इन बिंदुओं को जाग्रत् कर सर्वोत्तम परिणाम प्राप्त करने के लिए चित्र-2 में निर्दिष्ट दिशा के अनुरूप दोनों कलाइयों पर दबाव डालना चाहिए। एड़ी के दोनों ओर बिंदु संख्या 1 पर मध्यम स्तरीय दबाव डालना चाहिए, क्योंकि इस बिंदु पर प्रतिक्रिया तेजी से होती है और दबाने पर यह अत्यंत संवेदनशील हो जाते हैं। इसके बाद इसी चित्र (बिंदु-युक्त रेखाएँ) में अंकित बिंदु 2 एवं 3 पर अँगूठे की सहायता से घुमावदार दबाव देना चाहिए।

जैसा कि चित्र-4 में दिखाया गया है, वैसे ही हाथ एवं पैर के अंतिम चैनल पर भी दबाव डालना चाहिए। इसके बाद पीठ के निचले हिस्से—बिंदु 1-10 (चित्र-5) पर दबाव डालना चाहिए। प्रारंभ में चार-पाँच दिनों तक सुबह-शाम दबाव डालना चाहिए। उसके बाद अगले 6-8 दिनों तक आवश्यकतानुसार एक दिन छोड़कर दबाव डाला जा सकता है। शीघ्र उपचार के लिए 4-5 दिनों तक प्रतिदिन तीन बार 4-5 गोली होमियोपैथी की दवा नैट-भूर-30 (Nat. Mur-30) का सेवन करना चाहिए।

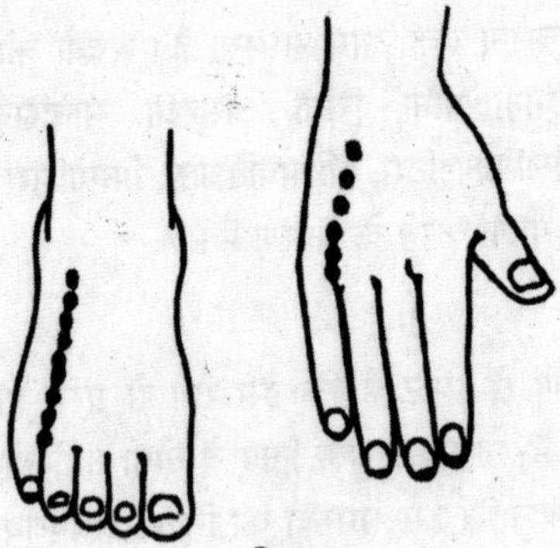

चित्र-4

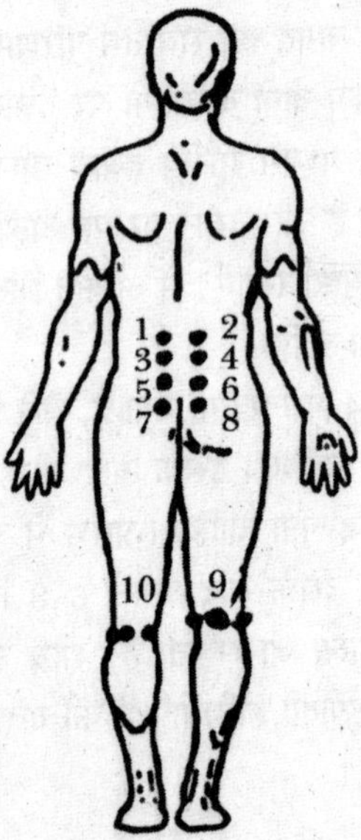

चित्र-5

साइनुसाइटिस

संक्रमण के कारण नासिका की झिल्लियों में सूजन से साइनुसाइटिस रोग होता है। सामान्य रूप से साइनस में नासिका के माध्यम से संक्रमण फैलता है। यह संक्रमण ठंड के कारण होता है। ऊपर के दाँतों में घाव होने से भी संक्रमण हो सकता है। प्रभावित हिस्से में इससे तनाव होता है और यह भाग फूल जाता है। इससे असहनीय दर्द, बुखार, नाक बंद और श्रवण शक्ति नष्ट हो जाते हैं। एंटीबायोटिक और डिकंजेस्टेंट ड्रॉप से संक्रमण दूर हो जाता है।

एक्यूप्रेशर उपचार

सामान्य रूप से साइनासाइटिस से प्रभावित रोगियों को शल्य चिकित्सा कराने की सलाह दी जाती है; किंतु शल्य चिकित्सा से बचने के लिए दस-पंद्रह दिनों तक एक्यूप्रेशर विधि से दबाव डालने से रोग का निदान संभव हो जाता है। प्रारंभ में क्रमशः चित्र-1 एवं 2 में अंकित बिंदु संख्या-1 से 5 तक पर यानी हथेली एवं पैर की उँगलियों के शीर्ष पर दबाव डालना चाहिए। दबाव हथेली और तलवों पर डालना चाहिए। दबाव दक्षिणावर्ती दिशा में 8-10 तक गिनने अथवा 10 सेकंड तक तीन बार डालना चाहिए। इसके पश्चात् जैसा कि दोनों चित्रों में दरशाया गया है—बिंदु संख्या-6 पर दबाव डालना चाहिए। यह बिंदु एड्रिनल ग्रंथि से संबंधित है। दोनों हाथों एवं पैरों में लिंफ ग्रंथियों पर भी दबाव डालना चाहिए। यह क्षेत्र चित्र-2 एवं 3 में क्रमशः xxx चिह्न अंकित भाग है। यह वह क्षेत्र है जहाँ हथेली व कलाई तथा पैर व टाँग के संधिस्थल हैं। त्वचा पर रगड़ से बचने के लिए कुछ तैलीय पदार्थ लगाकर यहाँ दबाव डालना चाहिए। इसके बाद पैर एवं हाथ दोनों के चैनल 1 से 4 तक दबाव डालना चाहिए। दबाव चित्र में दरशाई गई दिशा में डालना चाहिए।

जैसा कि चित्र-3 में दिखाया गया है, यदि उस अनुरूप उँगली के अगले भाग में दबाव डाला जाए तो रोग से अतिशीघ्र मुक्ति मिल जाएगी (दोनों हाथों एवं पैरों)। इन बिंदुओं पर दबाव डालने से शरीर में ऑक्सीजन की आपूर्ति की गति बढ़ जाती है। इसके बाद सावधानीपूर्वक बिंदु 1 पर दबाव डालना चाहिए, क्योंकि इस बिंदु का संबंध मेडुला ऑब्लॉगाटा से है। इस बिंदु पर जोर से दबाव डालना खतरनाक हो सकता है। तत्पश्चात् सर्वाइकल क्षेत्र में कशेरुकी स्तंभ के दोनों ओर बिंदु संख्या-2 से 15 तक दबाव डालना चाहिए (चित्र-4)। इसके बाद बिंदु संख्या 1 एवं 2 पर दबाव डालना चाहिए, जो ऊपरी होंठ पर दोनों नासिका-विवर के नीचे अवस्थित होते हैं। गाल की हड्डियों के मध्य स्थित बिंदु 3 एवं 4 (चित्र-5) पर भी दबाव डालना चाहिए। इन बिंदुओं पर दबाव तर्जनी की सहायता से डाला जा सकता है।

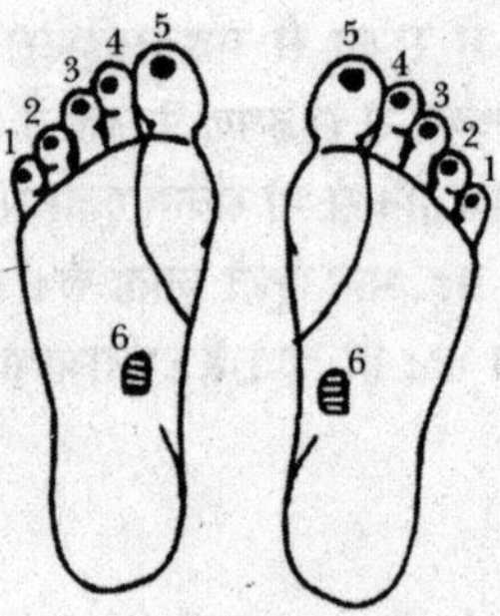

चित्र-1

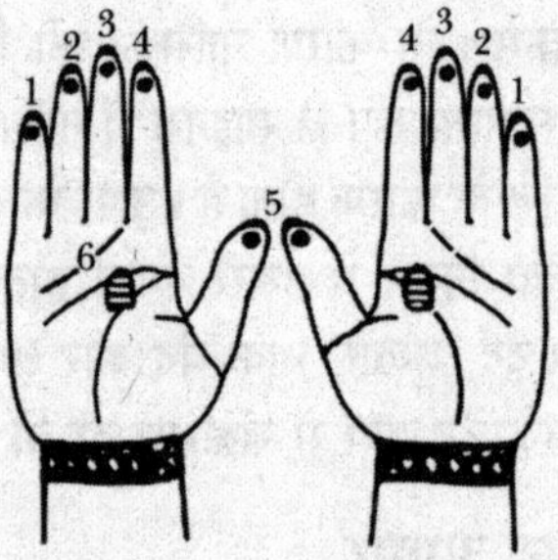

चित्र-2

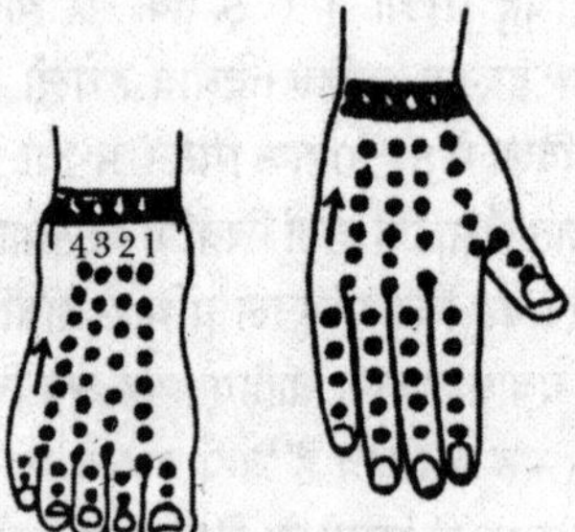

चित्र-3

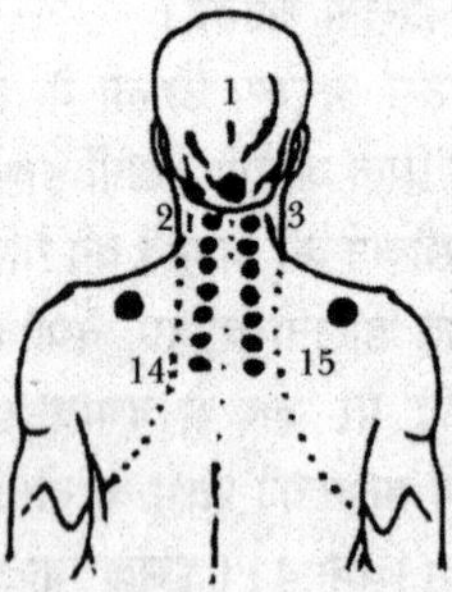

चित्र-4

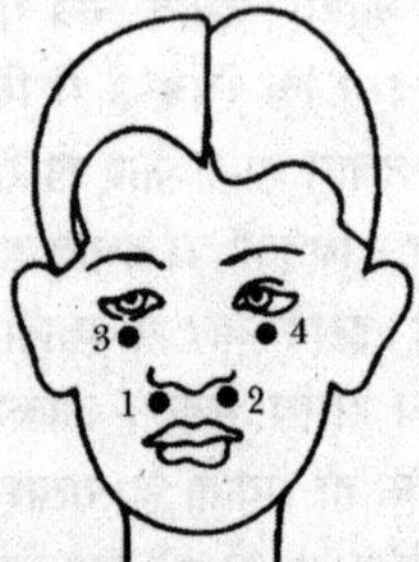

चित्र-5

चित्र : साइनुसाइटिस

तुंडिका शोथ (टॉन्सिलाइटिस)

तुंडिका गले के अंदरूनी हिस्से में अंडाकार आकृतियों का जोड़ा है। ये लिंफॉइड ऊतकों से बनी होती हैं और लिंफेटिक तंत्र का भाग होती हैं। यह संक्रमण के विरुद्ध प्रतिरक्षा तंत्र का अभिन्न अंग है। तुंडिका जन्म के साथ बढ़ने लगती है। यह सात वर्ष की उम्र में सबसे बड़ी हो जाती है तथा बारह वर्ष की उम्र के पश्चात् इसका आकार छोटा होने लगता है। तुंडिका शोथ बच्चों में संक्रमण की एक आम बीमारी है। इसमें बुखार होता है और निगलने में दिक्कत होती है। बच्चे के सिर में दर्द, कान में दर्द होने के साथ-साथ गले की ग्रंथियाँ बढ़ जाती हैं। इसमें एंटीबायोटिक दवाओं का सेवन लाभप्रद होता है।

एक्यूप्रेशर उपचार

यह बच्चों में एक आम बीमारी है। एलोपैथिक अथवा होम्योपैथिक उपचार के साथ-साथ एक्यूप्रेशर विधि से कुछ विशेष प्रतिबिंब बिंदुओं पर दबाव डालने से रोग का निदान हो जाता है। प्रारंभ में अँगूठे की जड़ में भ्रंश बिंदु पर दबाव डालना चाहिए (चित्र-1)। इस क्षेत्र को xxx से दरशाया गया है। इस क्षेत्र पर दबाव 1 से 2 मिनट तक डाला जा सकता है। जैसा कि चित्र में दरशाया गया है, अँगूठे के चारों ओर भी दबाव डालना चाहिए। इसके बाद अँगूठे और उसके बगल की उँगली के बीच स्थित बिंदु संख्या-2 पर दबाव डालना चाहिए। यह कार्य तलवे के निचले भाग पर किया जाना चाहिए। इनमें से प्रत्येक बिंदु पर गहरा दबाव लगभग 10 सेकंड तक तीन बार डालना चाहिए। इसके पश्चात् बिंदु संख्या-3 पर दबाव डालना चाहिए। चित्र-1 में तीन बिंदुओं के द्वारा इस क्षेत्र को दरशाया गया है। जैसा कि चित्र-2 में दरशाया गया है, इसी प्रकार दोनों हाथ की हथेलियों पर दबाव डालना चाहिए।

इसके पश्चात् अँगूठे और उसके बगल की उँगली (पैर में) तथा हाथ का अँगूठा और तर्जनी जहाँ मिलते हैं, उस बिंदु पर दबाव डालना चाहिए। यह बिंदु चित्र-3 में बिंदु संख्या-1 के रूप में अंकित है। इस बिंदु पर मध्यम स्तर से उच्च स्तर तक दबाव डालने के पश्चात् तंत्रिका तंत्र से संबंधित बिंदुओं पर दबाव डालना चाहिए। यह बिंदु हाथ एवं पैर में क्रमश: चित्र-3 एवं 4 में दरशाई गई छायांकित रेखा के रूप में है। चित्र-3 एवं 4 में निर्दिष्ट दिशा के अनुरूप दबाव डालना चाहिए, दोनों कॉलर बोन के बीच में गरदन से नीचे भ्रंश में स्थित बिंदु पर लगभग 5 सेकंड तक सावधानीपूर्वक हलका दबाव डालना चाहिए। उपर्युक्त विधि से दबाव डालने से रोगी को अवश्य ही लाभ मिलता है। फिर भी बेहतर होगा कि अचार, शीतल पेय एवं आइसक्रीम इत्यादि का रोग का निदान होने तक सेवन न किया जाए।

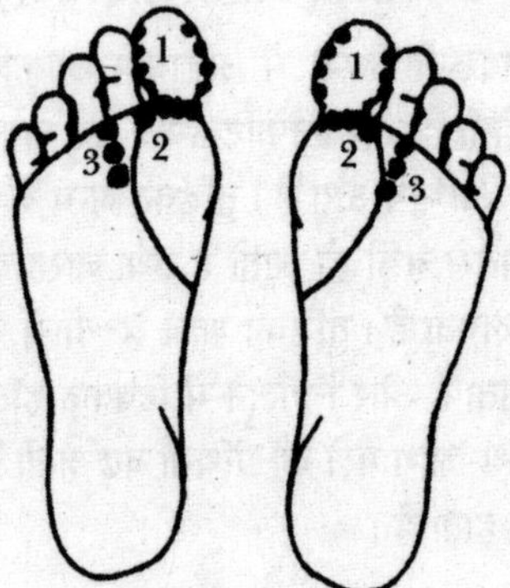

चित्र-1

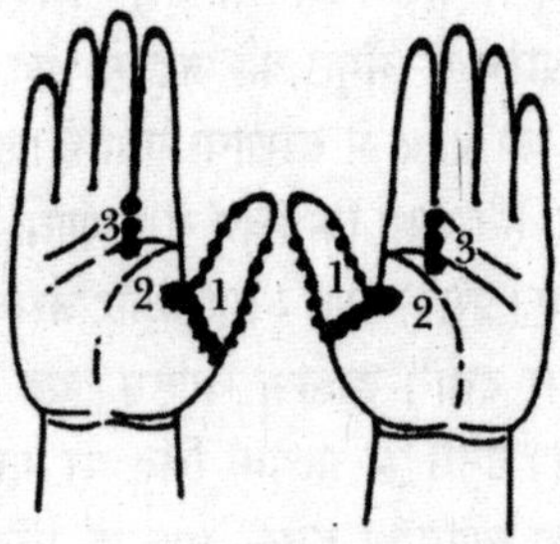

चित्र-2

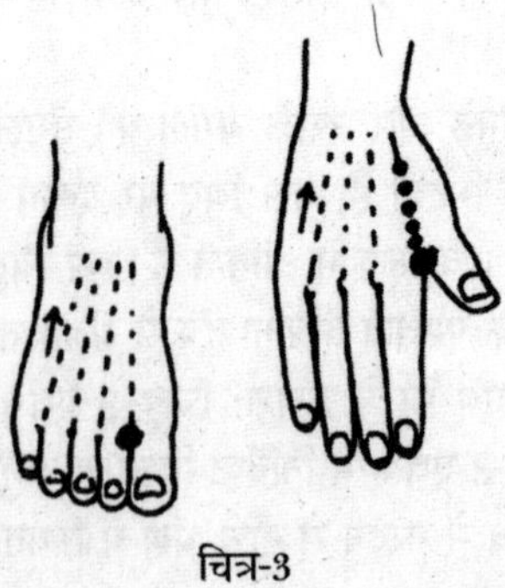

चित्र-3

चित्र : तुंडिका शोथ

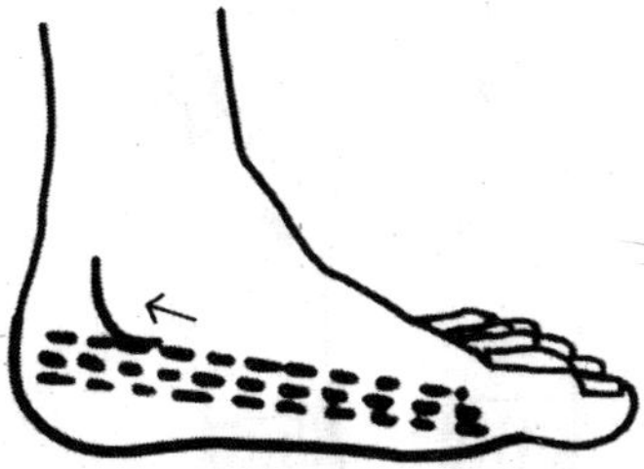

चित्र-4

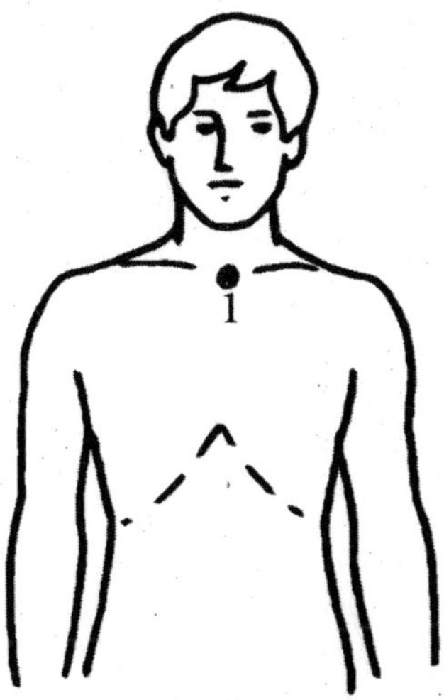

चित्र-5

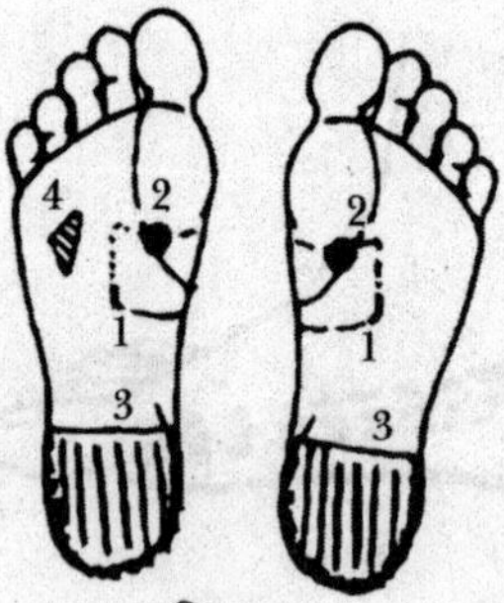

चित्र-1

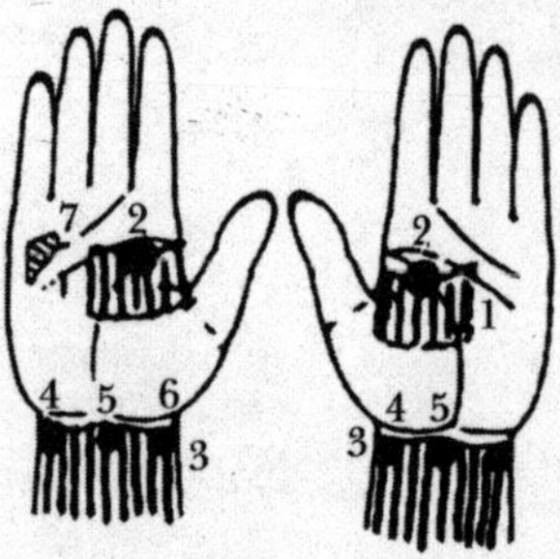

चित्र-2

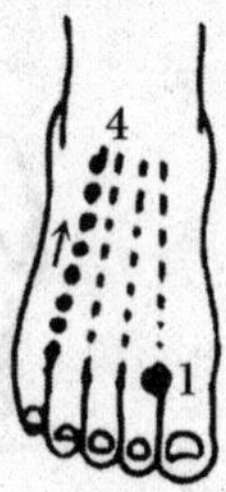

चित्र-3

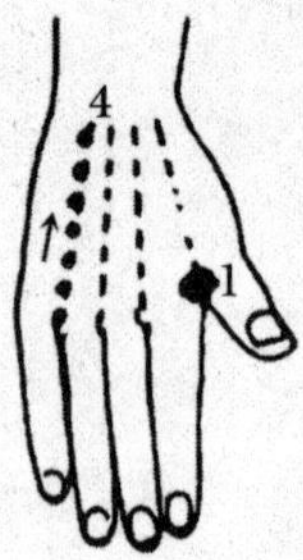

चित्र-4

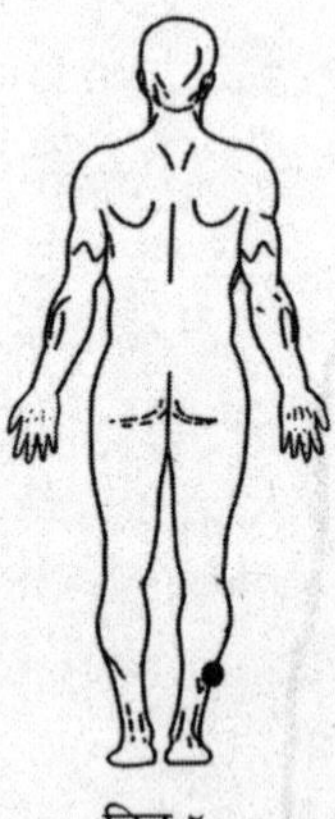

चित्र-5

चित्र : बवासीर

बवासीर

बवासीर गुदा के चारों ओर शिरा स्फीति (वैरीकोसाइटिस) है। ऐसा स्राव गुदा मार्ग के अंदरूनी या बाहरी किसी हिस्से में हो सकता है। बाहरी स्वरूप त्वचा से ढका रहता है, जबकि आंतरिक स्वरूप गुदा श्लेष्मा झिल्ली के अंदर होता है।

मल-निष्कासन के समय दबाव पड़ने पर ये नीचे खिसक आते हैं और रक्त प्रवाह होने लगता है—

- जिस बवासीर में रक्त तो प्रवाहित होता है, किंतु गुदा मार्ग से बाहर स्रावित नहीं होता, उसे बवासीर का प्रथम चरण कहते हैं।
- जिस बवासीर में भ्रंश होता है, किंतु वह सामान्य रूप से हाथ से अंदर हो जाता है, उसे बवासीर का द्वितीय चरण कहते हैं।
- जिस बवासीर में स्थायी रूप से भ्रंश हो जाता है, उसे बवासीर का तृतीय चरण कहते हैं।

दर्द और रक्ताल्पता बवासीर के लक्षण हैं। इसमें स्ट्रेंग्यूलेशन, गेंगरीन तथा फाइब्रोसिस जैसी जटिलताएँ उत्पन्न हो जाती हैं।

एक्यूप्रेशर उपचार

उपर्युक्त वर्णन से स्पष्ट है कि बवासीर से ग्रस्त रोगी किसी भी हालत में कब्ज से बचे, क्योंकि यह रोग का प्रमुख कारण ही नहीं है अपितु इससे समस्या बदतर हो जाती है। इस रोग में एक्यूप्रेशर विधि से उपचार का परिणाम संतोषप्रद होता है। तीन-चार बैठक में रक्तस्राव, खुजली, दर्द जैसी समस्याओं से रोगी को मुक्ति मिल जाती है। दस-बारह बैठक में रोग से पूर्णतया मुक्ति मिल जाती है। प्रारंभ में एड़ी और पेट से संबंधित बिंदु-1 एवं 3 (छायांकित भाग—चित्र-1) पर विशेष जोर देते हुए संपूर्ण तलवे पर घुमावदार दबाव डालना चाहिए। इन भागों पर गहरा दबाव डालना चाहिए। जैसा कि चित्र-1 में (बिंदु-3) दिखाया गया है। एड़ी के किनारों पर भी दबाव डालना चाहिए। तलवे पर इन दो जगहों पर दबाव डालने के बाद बिंदु संख्या 2, चित्र-1 पर दक्षिणावर्ती (clockwise) दिशा में प्रत्येक बिंदु पर तीन बार 10 सेकंड तक जिम्मी की सहायता से दबाव डालना चाहिए। इन बिंदुओं का संबंध गुरदे से है।

यकृत एक महत्त्वपूर्ण अंग है। यकृत से संबंधित बिंदु-4, चित्र-1 दाएँ पैर तथा बिंदु-7 चित्र-2—दाईं हथेली पर पर्याप्त दबाव डालना चाहिए। कलाई के ऊपरी और निचले हिस्से—बिंदु 1 से 6 तक (चित्र-2) पर भी दबाव डालना

चाहिए। इस क्षेत्र को उत्तेजित करने के पश्चात् दोनों कलाइयों के दोनों ओर मालिश के रूप में दबाव डालना चाहिए, जैसा कि चित्र में दिशा निर्दिष्ट की गई है। इसके पश्चात् बिंदु संख्या-1 यानी जहाँ अँगूठा और उसके बगल की उँगली मिलते हैं (चित्र-3) तथा हाथ का अँगूठा और तर्जनी मिलते हैं (चित्र-4) पर दबाव डालना चाहिए। दोनों हाथों तथा दोनों पैरों के चैनल 4 (चित्र-3 एवं 4 क्रमशः) पर भी दबाव डालना चाहिए। यकृत मध्याह्न से संबंधित अन्य महत्त्वपूर्ण बिंदु दाएँ पैर पर टखने के ऊपरी भाग से 7-8 अंगुल की दूरी पर स्थित होता है। बवासीर से ग्रस्त रोगी को इन बिंदुओं पर दबाव डालने से काफी लाभ मिलता है। यदि शौच के बाद बवासीर से ग्रस्त रोगी को बहुत रक्तस्राव या दर्द होता है तो उपर्युक्त बिंदुओं पर दो-तीन दिनों तक कम-से-कम दो बार दबाव डालना चाहिए। इसके बाद अगले चार-पाँच दिनों तक दिन में एक बार दबाव डालना चाहिए। इतने दिनों में रोग पर नियंत्रण किया जा सकेगा। इसके बाद एक दिन छोड़कर अथवा सप्ताह में दो बार दबाव डालने से रोग का निदान हो जाएगा।

प्रोस्थि शोथ (प्रोस्टेट)

यह ठोस, अखरोट के आकार का अंग है। यह पुरुष की मूत्र नलिका के प्रथम भाग के करीब रहता है। यह मूत्राशय के नीचे और रेक्टम के सामने स्थित है। शुक्राणुओं का कुछ अंश इसमें निर्मित होता है। जन्म के समय इसका वजन केवल कुछ ग्राम होता है। वय:संधि के समय इसका वजन बढ़कर 20 ग्राम होता है। उम्र बढ़ने के साथ-साथ इसका आकार भी बढ़ता जाता है। प्रोस्थि शोथ का मुख्य कारण मूत्राशय में जीवाणु के फैलने से सूजन का होना है। इससे डायसूरिया नामक रोग हो जाता है और अधिक पेशाब होने लगता है। इससे बुखार हो सकता है और पीब का स्राव होने लगता है। अधिक उम्र में प्रोस्थि कैंसर की संभावना बढ़ जाती है।

एक्यूप्रेशर उपचार

केवल एक्यूप्रेशर विधि से इस रोग का सफलतापूर्वक उपचार किया जा सकता है। रोग गंभीर होने पर एक्यूप्रेशर के साथ होम्योपैथिक दवा ली जा सकती है। यदि स्थिति गंभीर हो जाती है तो शल्य चिकित्सा का सहारा लिया जा सकता है। एक्यूप्रेशर विधि से उपचार बहुत सरल है। इस विधि से उपचार करने के लिए गुरदे को सबल करना आवश्यक है। गुरदे से संबंधित बिंदु-1, जो कि दोनों तलवों और हथेलियों पर अंकित है (क्रमशः चित्र-1 एवं 2), पर दबाव डालना चाहिए। दोनों पैरों के गड्ढे में जिम्मी को बेलन की तरह घुमाकर दबाव डालने से यह क्षेत्र उत्तेजित हो जाता है। इसके बाद प्रत्येक बिंदु पर 10 सेकंड तक क्रम से तीन बार दबाव डालना चाहिए। चित्र में अंकित बिंदु संख्या-2 मूत्राशय से संबंधित है। इस भाग पर दबाव डालकर इसे उत्तेजित किया जाना आवश्यक है। इसके बाद जैसा कि चित्र-3 में दरशाया गया है, एड़ी के दोनों ओर बिंदु संख्या-1 पर दबाव डालना चाहिए।

इस रोग के उपचार के लिए इस बिंदु का पता लगाना अत्यंत आवश्यक है। इस कार्य के लिए टखने के निम्नतम भाग और एड़ी के बाहरी भाग के बीच से एक काल्पनिक रेखा खींचनी चाहिए। इस प्रकार खींची गई रेखा को दो भागों में विभक्त करें। जिस बिंदु पर वह रेखा विभक्त होती है वही बिंदु संख्या-1 कहलाएगी। उपर्युक्त विधि से एड़ी के किसी भी ओर इस बिंदु का पता लगाया जा सकता है और इस बिंदु पर दक्षिणावर्ती (clockwise) दिशा में 10 सेकंड तक तीन बार दबाव डाला जा सकता है। चूँकि यह बिंदु तीव्र गति से प्रतिक्रिया करता है और अत्यंत संवेदनशील हो जाता है, इसलिए प्रारंभ में इस बिंदु पर मध्यम स्तर का ही

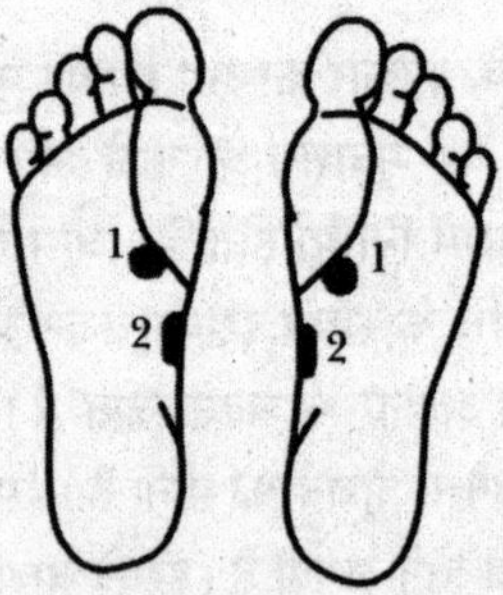

चित्र-1

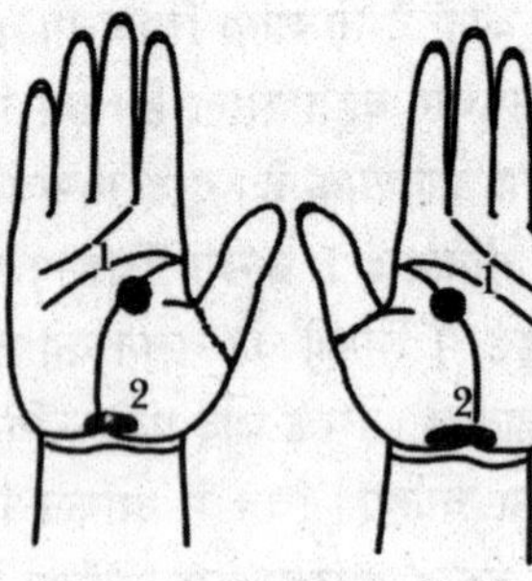

चित्र-2

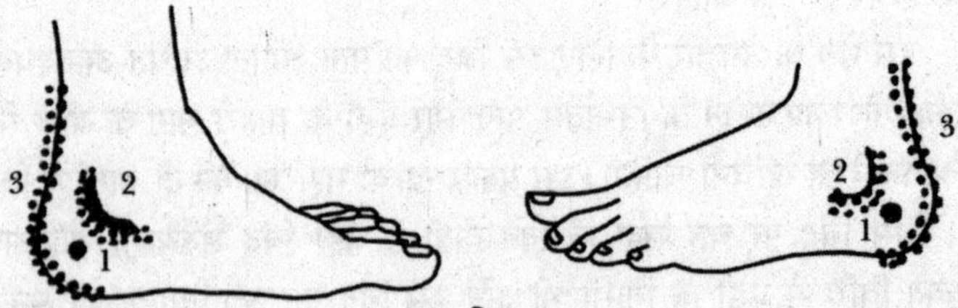

चित्र-3

चित्र : प्रोस्थि शोथ

दबाव डालना चाहिए, अन्यथा रोगी उसे बरदाश्त नहीं कर सकेगा और उपचार में विलंब होगा। तथापि चिकित्सक और रोगी के बीच ठीक से बातचीत न होने के कारण यदि अत्यधिक दबाव पड़ जाता है और यह क्षेत्र अत्यधिक संवेदनशील हो जाता है तो इस भाग में एड़ी के दोनों ओर मालिश की जा सकती है। बिंदु 2 और 3 छायांकित क्षेत्र (बिंदु नुमा दरशाया गया भाग, चित्र-3) पर भी घुमावदार दबाव डालना चाहिए।

इस रोग से ग्रस्त रोगी को अधिक पेय पदार्थ तथा रात्रि-शयन में व्यवधान से बचने के लिए रात्रि 8.00 बजे के पश्चात् गरम दूध लेने से परहेज करना चाहिए। इसमें होम्योपैथिक दवा 'सबल सर—मदर टिंक्चर' की 10 बूँदें सात दिनों तक प्रतिदिन तीन बार लेनी चाहिए। यदि आराम मिलता है तो इसका सेवन अगले सप्ताह भी किया जा सकता है। इसी प्रकार इस समस्या से मुक्ति के लिए कम-से-कम दस-पंद्रह दिनों तक दबाव डालना चाहिए।

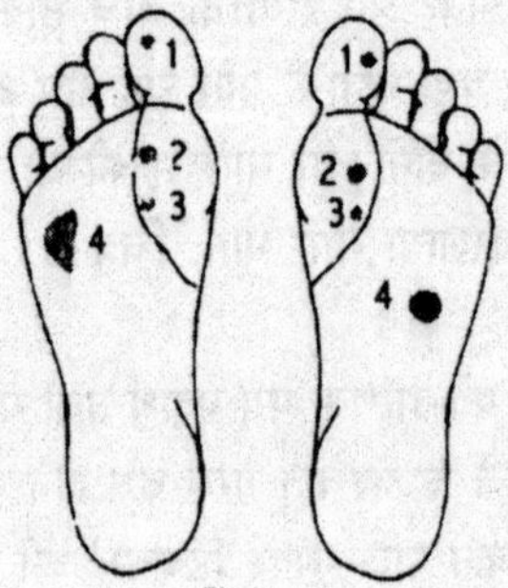

चित्र-1

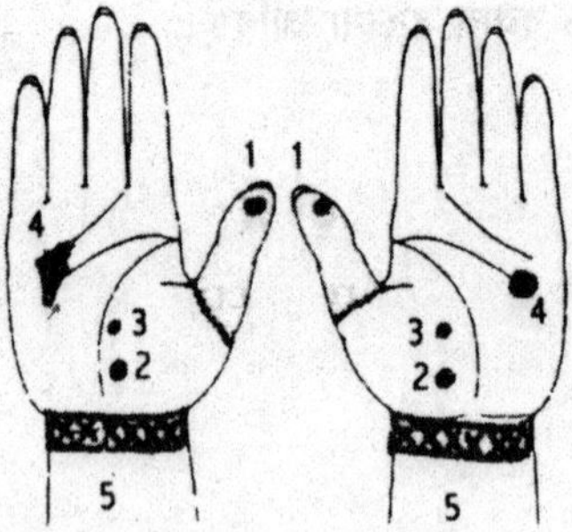

चित्र-2

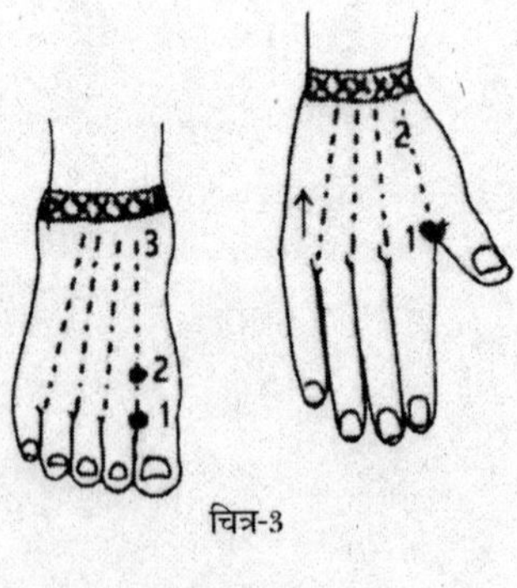

चित्र-3

चित्र : पीलिया

पीलिया

प्लाज्मा बिलिरुबीन में बढ़ोतरी के कारण पीलिया में त्वचा एवं नेत्र श्वेत पटल पीले रंग का हो जाता है। यह सर्वप्रथम रक्त में तथा इसके बाद मूत्र में उपस्थित होता है, जिसमें पित्त लवण एवं कण ढूँढ़े जा सकते हैं।

1. **अवरोधी पीलिया (ऑब्स्ट्रक्टिव जॉण्डिस)**—इसके मुख्य कारण हैं—पित्त नाल में बाह्य पदार्थों की उपस्थिति, पित्त में पथरी, पित्तनाल में सूजन, लंबे समय से अग्न्याशय शोथ इत्यादि। इस दौरान खुजली हो सकती है। इसमें ल्यूकोसाइटोसिस हो सकता है, किंतु सेरम प्रोटीन में बढ़ोतरी नहीं होती।
2. **होमोलाइटिक जॉण्डिस**—इसके मुख्य कारण हैं—नवजात शिशुओं में शारीरिक समस्या, घातक चोट, जैव विष तथा हेमोलाइसिस। इस दौरान मल का रंग सामान्य रहता है। मूत्र में बिलिरुबीन तथा पित्त लवण नहीं होते हैं। प्लीहा बढ़ जाता है।
3. **संक्रामक/विषैला हेपेटाइटिस**—इसमें विषाणु/जीवाणु विष, मलेरिया, मौसमी बुखार इत्यादि होते हैं। मूत्र में अत्यधिक यूरोबिलीन होता है। सेरम अलब्यूमिन की कमी हो जाती है और प्रूरराइटस बहुत अधिक नहीं रहता है। सामान्य सेरम बिलिरुबीन का स्तर 0.8 एम जी प्रतिशत होता है।

एक्यूप्रेशर उपचार

यदि रोग का पता प्रारंभिक चरण में ही लग जाए तो पीलिया अथवा यकृत से संबंधित अन्य समस्याओं का उपचार एक्यूप्रेशर विधि से किया जा सकता है। तथापि यदि रोग का पता काफी देर बाद चलता है तो अच्छा यह होगा कि एलोपैथिक अथवा होम्योपैथिक चिकित्सा-पद्धति से उपचार करवाने के साथ-साथ एक्यूप्रेशर विधि से उपचार करवाया जाए, ताकि रोग पर यथाशीघ्र नियंत्रण कर लिया जाए।

सामान्य रूप से दबाव डालना प्रारंभ करने से पूर्व लगभग 1 मिनट तक तलवे और हथेली पर जिम्मी को घुमाकर दबाना चाहिए, ताकि विभिन्न प्रतिबिंब केंद्र सक्रिय हो जाएँ।

इसके बाद पीयूष ग्रंथि, थायरॉइड ग्रंथि सहित सभी अंत:स्रावी ग्रंथियों पर दबाव डालना चाहिए। इनसे संबंधित बिंदु 1-3 क्रमशः चित्र-1 एवं 2 में अंकित

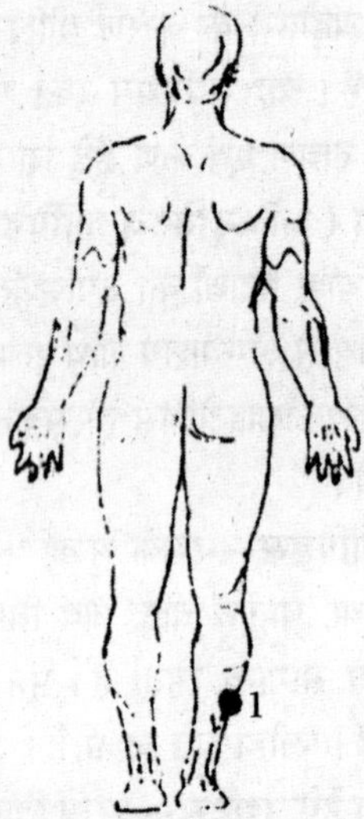

चित्र-4

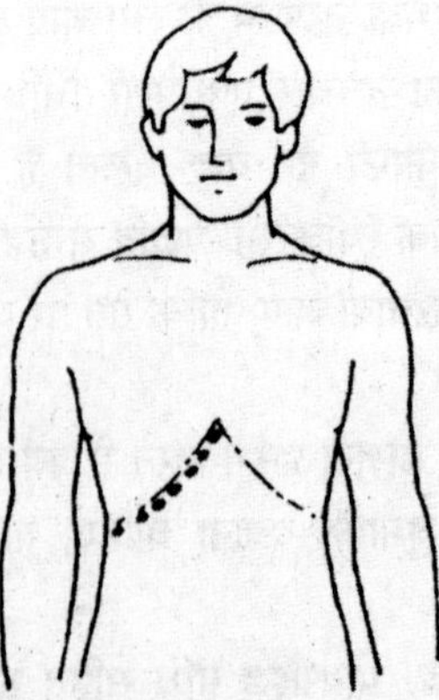

चित्र-5

हैं। इसके बाद यकृत से संबंधित प्रतिबिंब बिंदुओं पर दबाव डालना चाहिए (बिंदु 4, चित्र–1 एवं 2—दायाँ तलवा एवं हथेली क्रमशः), इसके पश्चात् जैसा चित्र–1 एवं 2 में दिखाया गया है, क्रमशः बाएँ तलवे एवं बाईं हथेली की बिंदु संख्या–4 पर दबाव डालना चाहिए। यह बिंदु प्लीहा से जुड़ा है और इसे भी सक्रिय करने की आवश्यकता होती है। इसके बाद पैर एवं कलाई (चित्र–2 एवं 3 क्रमशः) में अंकित क्रॉस रेखा पर दबाव डालना चाहिए। दबाव डालते समय किसी तैलीय क्रीम का उपयोग करना चाहिए, ताकि त्वचा पर खरोंच न लगे। इसके बाद बिंदु 1 एवं 2 (चित्र–3) पर दबाव डालना चाहिए। बिंदु संख्या–1 अँगूठे एवं उसके बगल की उँगली के मिलन–स्थल पर स्थित है तथा बिंदु संख्या–2 इससे दो अंगुल की ऊँचाई पर स्थित है। दोनों पैरों के इन बिंदुओं पर दबाव डालना चाहिए। इसी प्रकार अँगूठे एवं तर्जनी के त्रिकोण मिलन बिंदु पर बिंदु 1 स्थित है। दाएँ पैर के पिछले हिस्से पर टखने से सात-आठ अंगुल की ऊँचाई पर एक बिंदु यकृत मध्याह्न पर स्थित है, जिसे चित्र–4 के बिंदु–1 के रूप में दरशाया गया है। प्रत्येक अवसर पर इस बिंदु पर 8–10 सेकंड तक तीन बार दबाव डालना चाहिए। अंत में, जैसा कि चित्र–5 में दिखाया गया है, दाईं पसली के नीचे अंकित बिंदुओं पर तीन उँगलियों से 15–20 डिग्री के कोण में दबाव डालना चाहिए। इस संपूर्ण क्षेत्र पर हलके से मध्यम स्तर तक का दबाव कम–से–कम तीन बार डालना चाहिए। परंतु सुनिश्चित किया जाना चाहिए कि दबाव प्रातः के समय डाला जाए, जब रोगी खाली पेट हो।

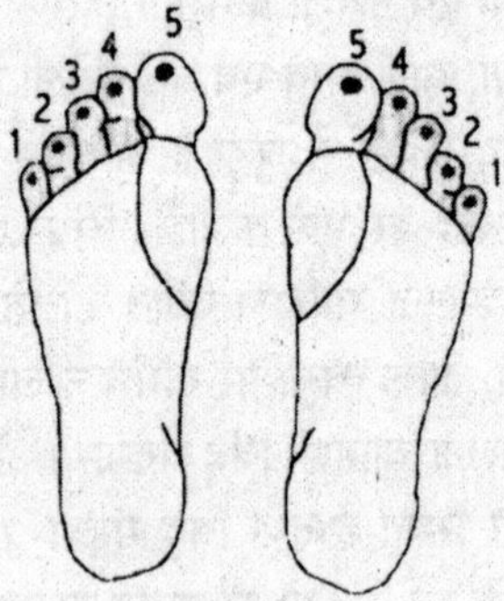

चित्र-1

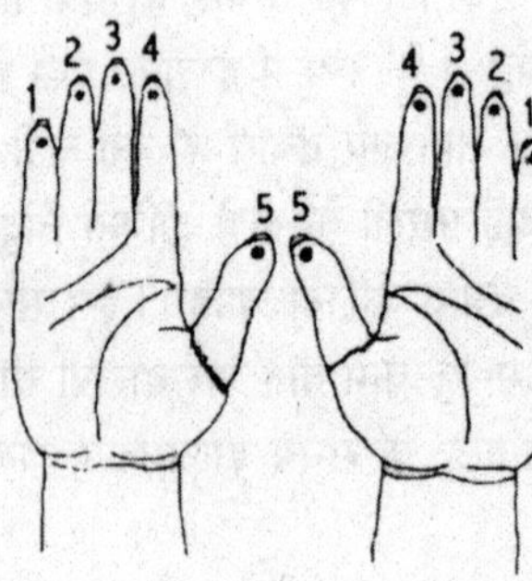

चित्र-2

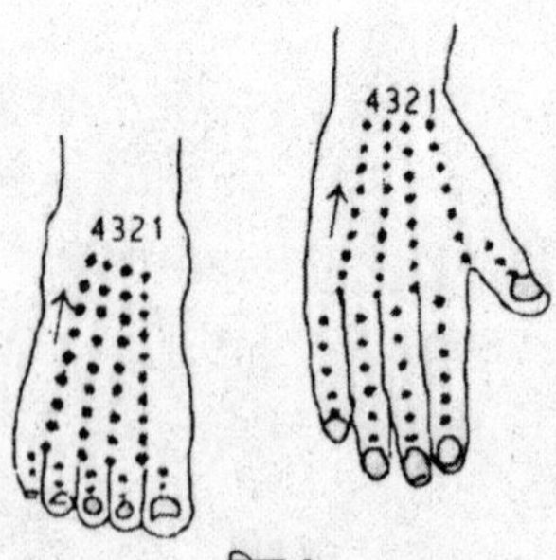

चित्र-3

चित्र : जुकाम

जुकाम

यह एक गंभीर और संक्रामक रोग-लक्षण है। यह छींक, नाक बहने और सिर दर्द आदि से जटिल हो जाता है। इसके लिए इन्फ्लुएंजा वायरस विशेष रूप से जिम्मेदार होते हैं। यह वायु कणों से फैलनेवाला संक्रामक रोग है। यह हाथ के माध्यम से स्वयं फैलता है।

यह नाक में अचानक सनसनी से प्रारंभ होता है, जिसके बाद गले में खिचखिच, आँख में संकुचन तथा हलका सिर दर्द आदि होते हैं। आवाज में थोड़ा भारीपन हो सकता है। इस दौरान पीठ में दर्द हो सकता है।

एक्यूप्रेशर उपचार

एक कहावत है कि जुकाम का कोई इलाज नहीं है। यह बिना किसी दवा के एक सप्ताह के अंदर अपने आप ठीक हो जाता है और यदि दवा ली जाती है तो यह सात दिन में ठीक होता है, तथापि एक्यूप्रेशर विधि से दबाव डालने से जुकाम की तीव्रता कम हो जाती है और रोगी को अधिक कष्ट नहीं होता है।

सर्वप्रथम हाथ एवं पैर की उँगलियों के शीर्ष साइनस बिंदु पर दबाव डालना चाहिए। हथेलियों एवं तलवों पर अंकित बिंदु 1-5 (चित्र-1 एवं 2) को साइनस बिंदु माना जाता है। इनमें से प्रत्येक बिंदु पर अँगूठे की सहायता से 8-10 सेकंड दबाव, प्रत्येक पर तीन बार डालना चाहिए। इसके बाद जैसा कि चित्र-3 में दिशा-निर्देश किया गया है, उसी अनुरूप हाथ एवं पैर दोनों के चैनल 1-4 पर दबाव डालना चाहिए। इसके पश्चात्, जिस प्रकार चित्र-3 में बिंदु के माध्यम से दिखाया गया है—हाथ एवं पैर के अँगूठे एवं उँगलियों के शीर्ष पर दबाव डालना चाहिए। इसके बाद गरदन से संबंधित बिंदु के पीछे बिंदु 1-15 (चित्र-4) पर दबाव डालना चाहिए। मेडूला ऑबलांगाटा से संबंधित बिंदु-1 पर दबाव अत्यंत सावधानीपूर्वक डालना चाहिए। जब जुकाम तीव्र रहता है तो ऊपरी होंठ के ऊपर और नासिका विवर के किनारे—चित्र-5 में अंकित बिंदु 1 एवं 2 पर दबाव डालने से नाक को बहने से रोकने में बहुत मदद मिलती है। तीव्र गति से राहत के लिए इस विधि से दिन में दो बार उपचार करना चाहिए।

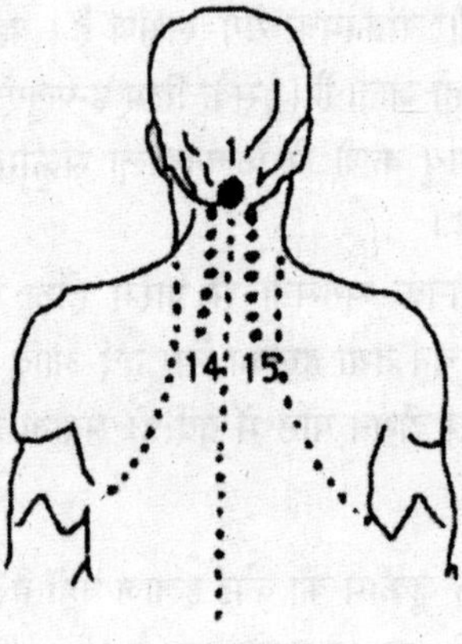

चित्र-4

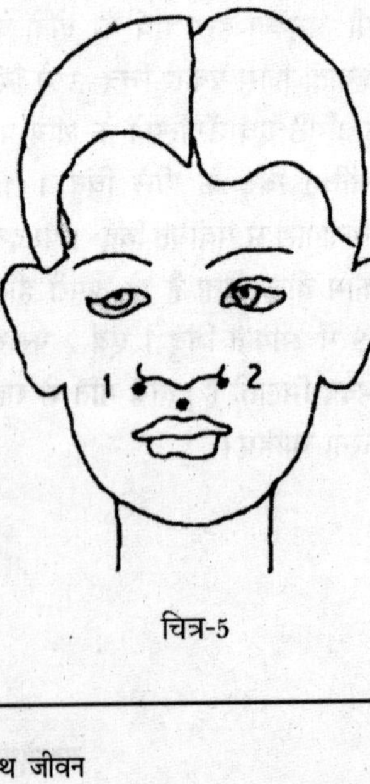

चित्र-5

गरदन में जकड़न

एकाएक जुकाम हो जाने से ग्रीवा की मांसपेशियों में सिकुड़न आ सकती है, जिससे रोगी को बहुत दर्द होता है और वह अपनी गरदन को घुमा नहीं सकता है, स्टर्नोमास्टयॉड मांसपेशियों में सिकुड़न आ जाती है। ग्रीवा मेरुदंड के स्थान से हटने, ग्रीवा मेरुदंड में क्षय रोग होने, टॉर्सन डिस्टोनिया और फंक्शनल रिएक्शन से गरदन में जकड़न होती है।

एक्यूप्रेशर उपचार

यह अत्यंत कष्टकारक स्थिति होती है, जिसमें गरदन के थोड़ा हिलने-डुलने से भी रोगी को तेज दर्द होता है। अकसर ऐसा देखा जाता है कि जब रोगी प्रातः सोकर उठता है तो वह अपनी गरदन घुमाने में अक्षम होता है। इसका उपचार अत्यंत सरल है। प्रारंभ में दबाव बिंदु संख्या-1 पर डालें, यानी अँगूठे के नीचे गड्ढे में (चित्र-1)। पहले प्रभावित भाग के पैर की ओर के अँगूठे में स्थित बिंदु पर दबाव डालना चाहिए। इसके बाद दूसरे पैर के अँगूठे के बिंदु पर। इस भाग पर दबाव अँगूठे अथवा बिना नोकवाली पेंसिल की सहायता से दिया जा सकता है। इस क्षेत्र पर गरदन के पिछले भाग से संबंधित बिंदु हैं। इसपर लगभग 2 मिनट तक दबाव डालने से गरदन की जकड़न कम हो जाती है। हालाँकि इन बिंदुओं पर दबाव डालने से रोगी को बहुत दर्द होता है। चूँकि नियमित रूप से इस क्षेत्र पर दबाव डालने से यह भाग अत्यंत कोमल हो जाता है, इसलिए जिम्मी की मदद से—जिस प्रकार दरशाया गया है (बिंदु संख्या-2, चित्र-1) उसी प्रकार—अँगूठे के चारों ओर दबाव डालना चाहिए। इस भाग पर 1-2 मिनट तक दबाव डालने के बाद छायांकित भाग में स्थित बिंदु 3 एवं 4 पर जिम्मी को बेलन जैसा घुमाकर 2 मिनट तक दबाव डालना चाहिए। ऐसा दबाव दोनों तलवों पर भी दिया जा सकता है।

इसी प्रकार जैसा चित्र-2 में दिखाया गया है, उसी के अनुरूप इस प्रक्रिया को दोनों हथेलियों पर भी दोहराया जा सकता है। उपर्युक्त सभी बिंदुओं पर दबाव डालने के पश्चात् दबाव बिंदु संख्या-1 पर दोहराएँ—अर्थात् चित्र-1 एवं 2 में जैसे दिखाए गए हैं वैसे पैर के अँगूठे एवं हाथ के अँगूठे के नीचे स्थित बिंदु पर। अंत में स्कंधास्थि पट्टियों पर स्थित बिंदुओं पर दबाव डालना चाहिए (चित्र-3)। इससे भारीपन और दूर हो जाता है। एक दिन में दो-तीन बार इस प्रक्रिया की आवृत्ति करनी चाहिए। ऐसा करने से एक-दो दिन में समस्या से मुक्ति मिल जाती है। तीव्र गति से उपचार के लिए 'Rhus Tox-30' और 'Pulsattila-30' में से प्रत्येक की चार खुराकें प्रतिदिन देनी चाहिए। दोनों दवाओं के बीच 15 मिनट का अंतराल होना जरूरी है।

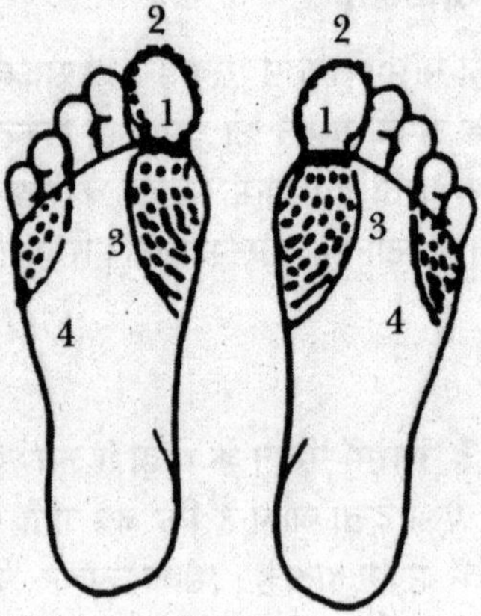

चित्र-1

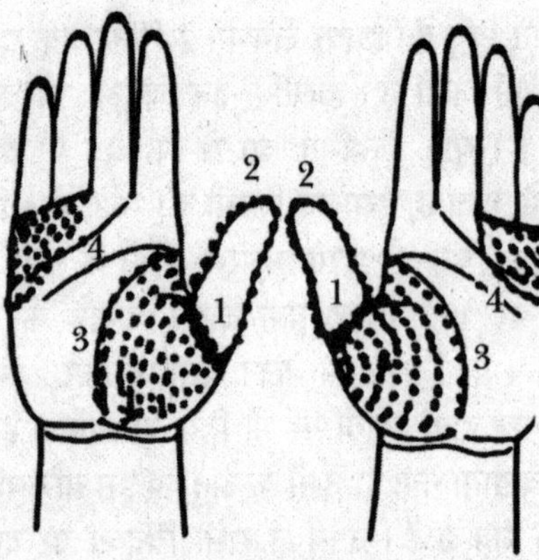

चित्र-2

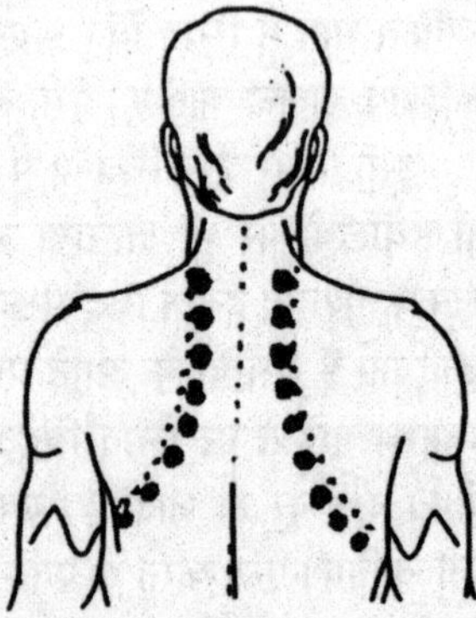

चित्र-3

चित्र : गरदन में जकड़न

आधासीसी का दर्द (माइग्रेन)

यदि किसी व्यक्ति के परिवार में किसी को सिर दर्द, प्रकाशभीति और देखने में तकलीफ की शिकायत रही हो तो वह आधासीसी से ग्रस्त हो सकता है।

आधासीसी के दो चरण होते हैं—आभासी और वास्तविक। यह रोगी को चेतावनी देती है। देखने में झिलमिलाहट शुरू हो जाती है। इसके बाद सिर के एक भाग में दर्द शुरू हो जाता है। रोगी ध्वनि/प्रकाश को सहन नहीं करना चाहता है। इसमें मिचली और उलटी हो सकती है। दर्द 4–48 घंटे तक कायम रह सकता है। आभासी दर्द के दौरान यदि डिसपिरिन टेबलेट ली जाती है तो इससे राहत मिलती है।

एक्यूप्रेशर उपचार

इस रोग का उपचार कठिन माना जाता है तथापि एक्यूप्रेशर के माध्यम से इस रोग के उपचार का उत्साहवर्धक परिणाम देखने में आया है। इस रोग का उपचार प्रारंभ करते समय हाथ एवं पैर के साइनस बिंदुओं पर दबाव डालना चाहिए (बिंदु 1–5, चित्र–1 एवं 2 क्रमशः)। इसके बाद दोनों पैरों के क्रमशः बिंदु संख्या–1 एवं 2 पर दबाव डालना चाहिए (चित्र–3)। बिंदु संख्या–1 पैर के अँगूठे और उसके बगल की उँगली के बीच के क्रीज पर स्थित है और बिंदु संख्या–2 इससे दो अंगुल की ऊँचाई पर स्थित है। आधासीसी से ग्रस्त रोगियों के इन बिंदुओं पर दबाव डालने से उन्हें इन बिंदुओं पर बहुत दर्द होता है। दोनों हाथों के त्रिकोणीय संधिस्थल चित्र–4 के बिंदु संख्या–1 पर दबाव डालना चाहिए। इसके बाद जैसा चित्र–3 में छायांकित रेखाओं के माध्यम से दरशाया गया है, उसके अनुरूप तंत्रिका तंत्र से संबंधित बिंदुओं पर दबाव डालना चाहिए। इसी प्रकार चित्र–7 में विनिर्दिष्ट दिशा के अनुरूप तंत्रिका तंत्र से संबंधित पैर के बिंदुओं पर दबाव डालना चाहिए। इसके बाद बिंदु संख्या 1–15 (चित्र–6)—गरदन के पिछले भाग पर दबाव डालना चाहिए। गरदन से नीचे ग्रीवा क्षेत्र में कशेरुकी स्तंभ के दोनों ओर दबाव डालना चाहिए। इसके बाद जैसा कि चित्र–6 में दरशाया गया है, उसी अनुरूप स्कंधास्थि पट्टियों पर अंकित बिंदुओं पर दबाव डालना चाहिए। उपर्युक्त बिंदुओं पर दबाव डालने के पश्चात् चेहरा—चित्र–8 के दबाव बिंदु 1–7 पर दबाव डालना चाहिए। अँगूठे की सहायता से बिंदु संख्या–1 पर सीधा दबाव डालना चाहिए। यह बिंदु दोनों भौंहों के बीच में ललाट और नाक के मिलन बिंदु पर स्थित है। बिंदु संख्या–3, 4 कनपटी की हड्डी पर स्थित हैं—अर्थात् कान की दिशा में जहाँ भौंह का अंत

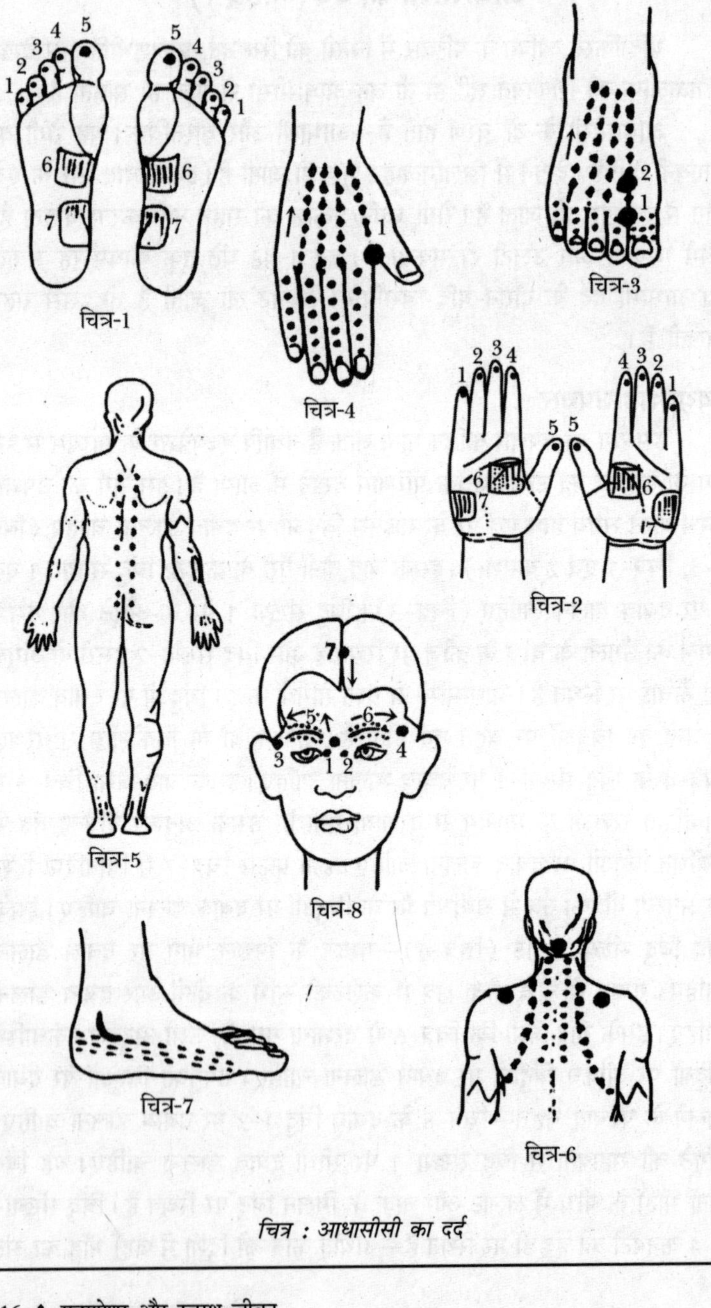

चित्र : आधासीसी का दर्द

होता है वहाँ हड्डी के किनारे पर। उँगलियों से खोपड़ी को पकड़कर सहारा देकर अँगूठे की सहायता से इन बिंदुओं पर दबाव डालना चाहिए। ऐसा तीन बार करना चाहिए। इसके बाद बिंदु संख्या-1, 2 पर दबाव डालना चाहिए। ये बिंदु भौंहों के नीचे धँसे हुए भाग पर स्थित हैं, जहाँ नाक और सिर एक-दूसरे से मिलते हैं। इसके बाद दबाव भौंह पर डालना चाहिए, जिसमें तर्जनी भौंह के ऊपर और अँगूठा भौंह के नीचे रखकर दक्षिणावर्ती (clockwise) दिशा में दबाव डालना चाहिए। यह क्रिया इस प्रकार करनी चाहिए, ताकि भौंह का कोई हिस्सा दबाव से वंचित न रह जाए। भौंह पर दबाव डालते समय गाँठों को महसूस किया जा सकता है, जिन पर दबाव डालने से काफी दर्द होता है। यद्यपि दबाव प्रतिदिन डलवाया जाता है, तथापि चार-पाँच बैठक में गाँठों का छोटा होना शुरू हो जाता है और दर्द में भी राहत महसूस होती है। सामान्य रूप से आधासीसी से ग्रस्त रोगी के उपचार में बारह से पंद्रह बैठक का समय लग ही जाता है।

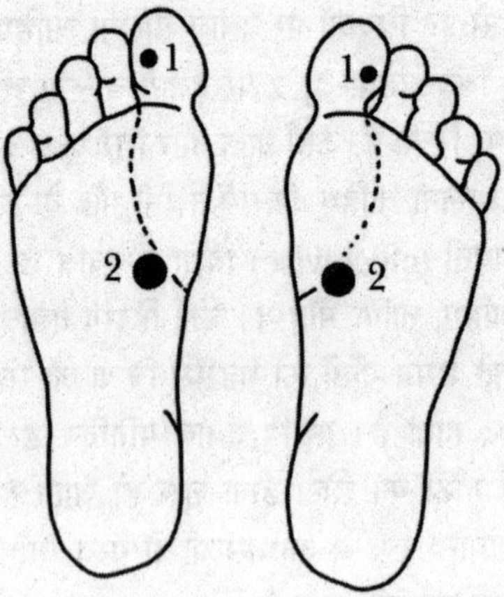

चित्र-1

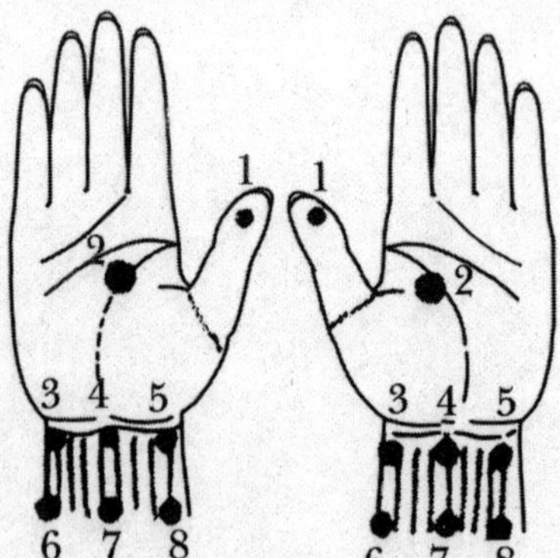

चित्र-2

चित्र : घुटने का दर्द

घुटने का दर्द

घुटना फीमर, टिबिया और फीबुला का मेल है। जोड़ के ऊपर पटेला रहता है। दो त्रिकोणीय कार्टिलेज होते हैं, जिन्हें मैनीसकस कहते हैं। ये टिबिया और फीमर की सतहों को ढके रहते हैं। यह एक संशोधित कोर संधि है। साइनोवियल झिल्ली से लुब्रिकेटिंग द्रव्य स्रावित होता है, जो कार्टिलेज को आसानी से घूमने देता है। इसमें चोट लगने से साइनवाइटिस हो सकता है।

ऑस्टियो अर्थराइटिस और र्‌यूमेटाइड अर्थराइटिस से घुटने के जोड़ प्रभावित होते हैं। फुटबॉल जैसे खेलों में क्रुसेट लिगामेंट के अगले और पिछले भाग में चोट लग सकती है।

एक्यूप्रेशर उपचार

घुटने के दर्द से प्रभावित रोगी का उपचार प्रारंभ करने के लिए पीयूष ग्रंथि और गुरदे से संबंधित बिंदुओं पर दबाव डालना चाहिए—जैसा कि क्रमशः बिंदु संख्या-1 एवं 2 (चित्र-1) में दरशाया गया है। ऐसा करना अनिवार्य है, क्योंकि एक ओर जहाँ पीयूष ग्रंथि को अधिक सक्रिय करने से अन्य अंतःस्रावी ग्रंथियों की कार्यक्षमता बढ़ जाती है, वहीं दूसरी ओर गुरदे के सबल होने से शरीर में अवांछित पदार्थ जमा नहीं हो पाते हैं। ऐसा तलवे एवं हथेलियों—दोनों (जैसा कि क्रमशः चित्र 1 एवं 2 में दरशाया गया है) पर करना चाहिए। कई बार देखा गया है कि जननेंद्रिय में समस्या होने से घुटने में दर्द होने लगता है। दोनों कलाइयों पर स्थित बिंदु 3-8 पर दबाव डालना महत्त्वपूर्ण है, क्योंकि इससे जननेंद्रिय सबल होती है। इन बिंदुओं पर दबाव डालने के बाद चित्र-2 में निर्दिष्ट दिशा के अनुरूप अँगूठे की सहायता से कलाइयों के दोनों ओर मालिश करनी चाहिए। ऐसा करने के बाद चैनल-4 पर दबाव डालना चाहिए, यानी पैर के पिछले हिस्से पर। इस चैनल पर एक बिंदु है, जिस पर 1 अंकित है। यह बिंदु पैर की सबसे छोटी उँगली की जड़ से दो-तीन अंगुल की दूरी पर स्थित है।

इस बिंदु पर दबाने से काफी दर्द होता है, किंतु घुटने के दर्द से राहत दिलाने के लिए इसपर दबाव डालना अत्यंत लाभकारी है। संपूर्ण चैनल पर दबाव डालने के पश्चात् टखने की अस्थि—चित्र-4 में बिंदुवाले स्थान के चारों तरफ दबाव डालना चाहिए। अँगूठे की सहायता से इन स्थानों पर सीधा दबाव भी डाला जा सकता है—तथापि ऐसा देखा गया है कि दूसरी अथवा तीसरी बैठक के उपरांत ये बिंदु अत्यंत संवेदनशील हो जाते हैं। ऐसी स्थिति में रोगी दबाव सहन करने लायक नहीं रह जाता है। ऐसी स्थिति में टखने के इर्द-गिर्द मालिश के रूप में दबाव डाला जा सकता है। यदि रोगी घुटने के दर्द से अधिक परेशान है तो दोनों पैरों पर यह उपचार दोहराया जा सकता है, अन्यथा प्रभावित घुटनेवाले पैर पर ही दबाव डालना चाहिए। आवश्यकता के अनुरूप जैसा कि चित्र-3 में दिखाया गया है, वैसे दोनों हाथों के अंतिम चैनल यानी चैनल-4 पर भी दबाव डालना चाहिए।

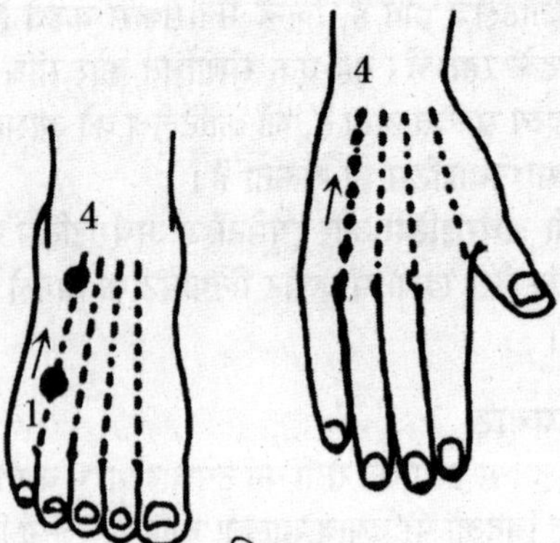

चित्र-3

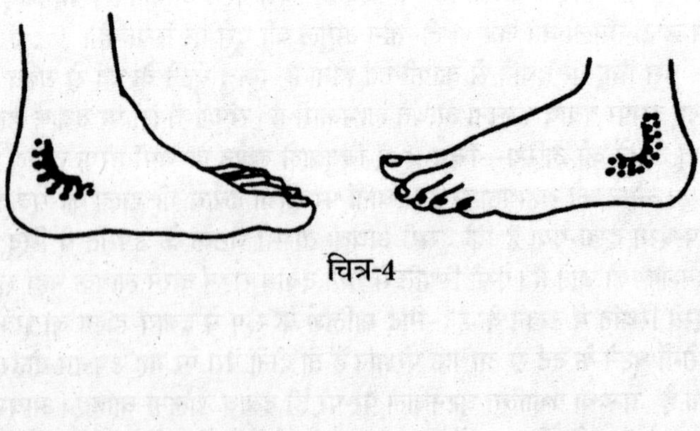

चित्र-4

कमर में दर्द (लंबर स्पॉण्डिलोसिस)

बहुत से लोगों को कमर के निचले हिस्से में दर्द रहता है। यह दर्द एनुलर लिगामेंट में टूट-फूट होने से होता है। न्यूक्लियर पल्पसस से कोमल ऊतक पदार्थ बाहर निकल जाते हैं। अधिक उम्र में डिस्क में जल की मात्रा में कमी हो जाती है।

L_5 और S_1 के बीच स्पॉण्डिलाइसिस होने से जाँघ के पिछले हिस्से, टाँग के निचले हिस्से के बाहरी भाग और पैर के बाहरी हिस्से से लेकर पाँचवीं उँगली तक दर्द होता है।

L_2-L_3 की चोट से जाँघ के अगले भाग में दर्द होता है। बैठने, भार उठाने, खाँसी आने, छींकने, हँसने तथा मल-मूत्र त्यागने से डिस्क प्रोलैप्स दर्द बढ़ जाता है।

एक्यूप्रेशर उपचार

इस रोग से ग्रस्त रोगी का उपचार करते समय जैसा कि चित्र-1 में छायांकित भाग—तलवे को दिखाया गया है, उसपर घुमावदार दबाव डालना चाहिए। इसके बाद तलवे के चारों ओर किनारे पर दबाव डालना चाहिए। इसके पश्चात् 'xxxxx' अंकित भाग पर दबाव डालना चाहिए (चित्र-1)। जब तक समस्याग्रस्त विशेष कशेरुकी का पता नहीं चलता है तब तक संपूर्ण कटि क्षेत्र से संबंधित प्रतिबिंब केंद्रों पर दबाव डालना चाहिए। अनुभव के आधार पर बिना एक्सरे कराए आप प्रतिबिंब बिंदु को दबाकर वास्तव में प्रभावित कशेरुकी का पता लगा सकते हैं। इसके बाद तलवे के पीछे किनारे पर चिह्नित भाग में एड़ी से पीछे के बिंदु पर दबाव डालना चाहिए। यह बिंदु एड़ी के आधार से लगभग 1¼ इंच ऊपर स्थित होता है। इस बिंदु पर दबाने से तेज दर्द होता है; किंतु यहाँ दबाव डालने से काफी लाभ मिलता है। इस बिंदु पर पर्याप्त दबाव डालें, किंतु ध्यान रहे कि दबाव उतना ही डालें जितना रोगी सहन कर सके। दोनों पैरों के इस बिंदु पर तीन बार 10 सेकंड तक दबाव डालना चाहिए। चित्र-3 में चैनल-4 पर, दोनों टखनों के चारों ओर तथा चित्र-4 में एड़ी के निकट बिंदुवाली लकीरों पर दबाव डालना चाहिए। यह दबाव दोनों पैरों और टखनों के दोनों ओर देना चाहिए। इसके बाद पैर के अँगूठे के निकट दो उँगलियों पर दबाव डालना चाहिए, यानी चित्र-1 में निर्दिष्ट दिशा के अनुरूप दोनों उँगलियों पर छायांकित क्षेत्र। हाथ में 'xxxx' अंकित क्षेत्र पर दबाव डालना चाहिए (चित्र-2)। इस हिस्से पर दबाव अँगूठे की सहायता से दिया जा सकता है। ये बिंदु कशेरुकी स्तंभ के कटि हिस्से से संबंधित हैं। इसके बाद चित्र-2 में दिखाई गई दिशा के

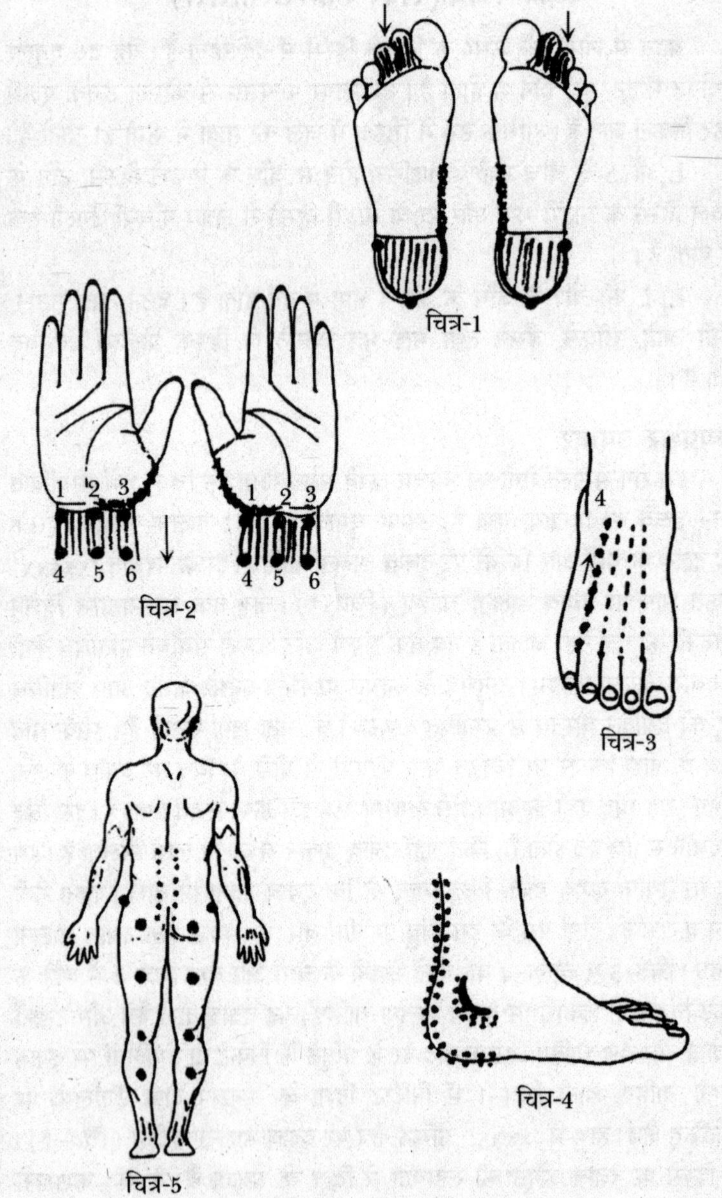

चित्र : कमर में दर्द

अनुरूप कलाई के दोनों ओर मालिश करनी चाहिए। इसके पश्चात् दोनों कलाइयों के दोनों ओर बिंदु 1 से 6 पर दबाव डालना चाहिए। ये बिंदु जननेंद्रिय से संबंधित होते हैं और कई बार जननेंद्रिय में समस्या उत्पन्न होने से पीठ के कटि क्षेत्र में दर्द होता है। इसके पश्चात् रोगी को पेट के बल लिटाकर कटि क्षेत्र और पीठ के निचले हिस्से के बिंदु (जैसा चित्र-5 में दिखाया गया) पर दबाव डालना चाहिए। सावधानी बरतनी चाहिए कि किसी भी स्थिति में मेरुदंड पर दबाव नहीं पड़े। दबाव डालते समय ध्यान रहे कि अँगूठा दोनों ओर मेरुदंड से एक इंच की दूरी पर रहे। तीन-चार दिनों तक प्रतिदिन दबाव डाला जा सकता है और उसके बाद रोगी की आवश्यकता के अनुरूप एक दिन छोड़कर दबाव डाला जा सकता है। सामान्य रूप से दस-बारह बैठक में रोगी स्वस्थ हो जाता है।

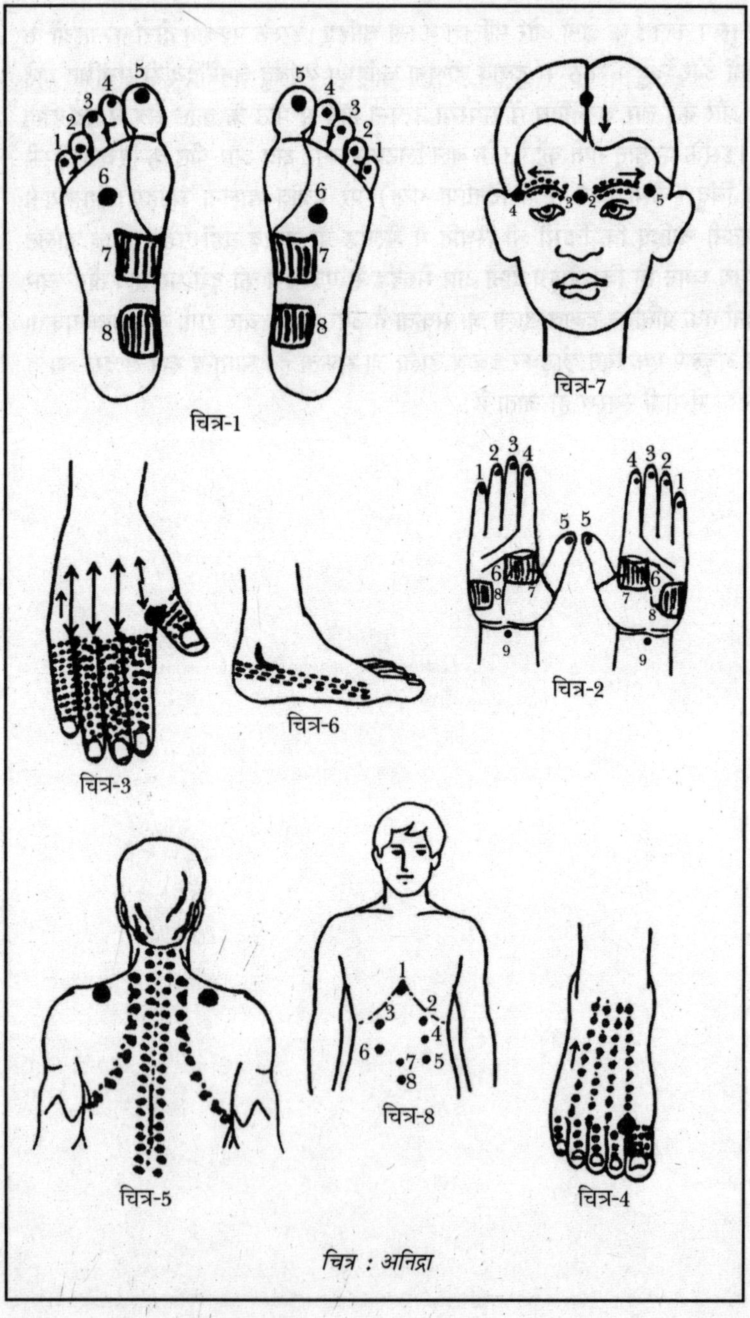

चित्र : अनिद्रा

अनिद्रा

अनिद्रा रोग में अल्प निद्रा तथा निद्रा बाधित होती है। बहुत से लोग दिन में थकान और ऊब की शिकायत करते हैं। चिंता और मानसिक तनाव इसके सामान्य कारण हैं। चिंता और अवसादग्रस्त लोगों को अच्छी नींद नहीं आती।

सम्मोहन ओषधि का प्रयोग रोक देने के बाद कई सप्ताह तक अनिद्रा की शिकायत रहती है।

एक्यूप्रेशर उपचार

अनिद्रा रोग से ग्रस्त रोगी के उपचार हेतु दोनों तलवों और हथेलियों (चित्र 1 एवं 2) पर अंकित बिंदु 1-5, जो (सायनस) से संबंधित बिंदु हैं, उनपर दक्षिणावर्ती (clockwise) दिशा में दबाव डालना चाहिए। इसके साथ ही, जैसे चित्र 3 एवं 4 में दिखाया गया है, हाथ एवं पैर के चैनलों पर भी दबाव डालना चाहिए। इस रोग के निदान में उँगलियों, अँगूठे तथा पैर के अँगूठे (जैसा कि चित्र-3 एवं 4 के छायांकित भागों में दरशाया गया है) के शीर्ष पर दबाव डालना अत्यंत लाभकारी होता है। इसके बाद हाथ एवं पैर पर (जैसे क्रमशः चित्र 3 एवं 4 में बड़े बिंदुओं के माध्यम से दरशाया गया है) दबाव डालना चाहिए। ये बिंदु उस त्रिकोणीय किनारे पर स्थित होते हैं जहाँ हाथ के अँगूठे एवं तर्जनी तथा पैर के अँगूठे एवं उसके पासवाली अंगुली मिलते हैं। पाचन-क्रिया को सबल बनाने के लिए हाथ एवं पैर पर डायफ्रेम से संबंधित बिंदु क्रमशः बिंदु-6 तथा पेट एवं आँत से संबंधित बिंदु संख्या-7 एवं 8 (छायांकित भाग) पर दबाव डालना चाहिए (चित्र-1 एवं 2 क्रमशः)। पैर के अँगूठे और हाथ के अँगूठे पर घुमावदार दबाव डालना चाहिए। कलाई के मध्य में (चित्र-2) बिंदु संख्या-9 पर भी दबाव डालना चाहिए। दोनों हाथों और पैरों (चित्र-3 एवं 6 क्रमशः) पर स्थित छायांकित रेखाओं पर तंत्रिका तंत्र से जुड़े बिंदुओं पर दबाव डालना चाहिए। जैसा कि चित्र-8 में दरशाया गया है, 1 से 8 तक अंकित बिंदुओं पर तीन उँगलियों को जोड़कर 15-20 डिग्री के कोण पर दबाव डालना चाहिए। इन बिंदुओं पर दबाव सुबह पेशाब करने के बाद खाली पेट डलवाना चाहिए। रोगी को पेट के बल लिटाकर उसके मेरुदंड से एक इंच की दूरी पर दोनों ओर अँगूठे से दबाव डालना चाहिए (चित्र-5)। इसके पश्चात् इन बिंदुओं पर कम-से-कम दो-तीन बार दबाव डालना चाहिए। दाईं और बाईं भौंह पर भी दबाव डालना चाहिए। सबसे पहले तर्जनी को भौंह के ऊपर तथा अँगूठे को भौंह के नीचे रखकर दबाव डालना चाहिए। तर्जनी को स्थिर रखकर अँगूठे से घुमावदार

दबाव डालना चाहिए। जैसा चित्र-7 में दिखाया गया है, यह क्रिया संपूर्ण भौंह पर करनी चाहिए। बिंदु संख्या-1 जहाँ भौंहें मिलती हैं और कनपटी पर बिंदु 4 एवं 5 पर भी दबाव डालना चाहिए (चित्र-7)। इसके बाद हाथ से खोपड़ी को पकड़कर चित्र-7 में अंकित बिंदु संख्या 1 के स्थान पर अँगूठे से दबाव डालना चाहिए और फिर अँगूठे से भौंह के ऊपर दबाते हुए बिंदु 2 एवं 3 की ओर मध्यम स्तरीय दबाव डालना चाहिए। यह प्रक्रिया कम-से-कम तीन बार दोहरानी चाहिए।

अनिद्रा रोग से ग्रस्त रोगियों को छोटी-छोटी बातों पर चिंतित एवं तनावग्रस्त नहीं होना चाहिए। उन्हें सोने से पूर्व स्नान करना चाहिए तथा संतुलित आहार लेने के साथ-साथ व्यायाम भी करना चाहिए। जिस कक्ष में ऐसे रोगी विश्राम करते हों, वह हवादार होना चाहिए। इस रोग से मुक्ति पाने के लिए दस-पंद्रह दिनों तक प्रत्येक दिन तीन बार 4 गोली करके (प्रत्येक बार) जैव रासायनिक ओषधि (बायोकेमिक मेडिसिन)Kali Phos-6x का सेवन करना अत्यंत लाभप्रद रहता है। यह दवा एक्यूप्रेशर विधि से उपचार करवाने के साथ-साथ लेते रहनी चाहिए। काली फॉस निद्रा की दवा नहीं है, अपितु यह तंत्रिकाओं को आराम पहुँचाती है तथा इसके सेवन से कोई दुष्प्रभाव भी नहीं होता है।

लकवा

पाराप्लेजिया एक न बढ़नेवाला संचरण असंतुलन है, जिसमें स्वैच्छिक गतिविधि वंचित हो जाती है। कशेरुकी के टूटने से मेरुदंड में संकुचन होने, इंटरवेंटेबल डिस्क के बहि:स्रवण, मेरुदंड में गाँठ और मेटास्टिक संचयन के कारण पाराप्लेजिया होता है। इसमें हाथ-पैर में ठंडी सनसनाहट, बाद में पैर में भारीपन, कड़ापन और कमजोरी हो सकती है।

हेमीप्लेजिया एक संचरण असंतुलन है, जिसमें शरीर के एक भाग में लकवा मार जाता है। अति तनाव के कारण सेरेब्रल हैमरेज से अकसर यह रोग हो जाता है। प्रारंभ में यह एक शिथिल पक्षाघात रहता है। इसमें कलाई के डॉर्सिफ्लेशन में कमजोरी आ जाती है और उँगली हिलाने-डुलाने में दिक्कत होती है।

एक्यूप्रेशर उपचार

पक्षाघात से ग्रस्त रोगियों को सलाह दी जाती है कि वे केवल एक्यूप्रेशर उपचार विधि पर ही निर्भर न रहें। वे एलोपैथिक या अन्य उपचार-पद्धति के साथ-साथ एक्यूप्रेशर माध्यम से भी उपचार करवा सकते हैं। ऐसा देखा गया है कि पक्षाघात से ग्रस्त होने के उपरांत रोगी को यथाशीघ्र एक्यूप्रेशर विधि से उपचार करवाने पर वह तीव्र गति से स्वस्थ होने लगता है।

प्रारंभ में गुरदे, यकृत, हृदय, मस्तिष्क इत्यादि महत्त्वपूर्ण अंगों को मजबूती प्रदान करने के उद्देश्य से दोनों तलवों पर अंकित प्रतिबिंब बिंदु 1 से 12 (चित्र-1) पर दबाव डालना चाहिए। प्रत्येक बिंदु पर 10-12 सेकंड तक दबाव डालना चाहिए तथा इस प्रक्रिया को दो-तीन बार दोहराना चाहिए। पीयूष, पायनियल, थायरॉइड, पैराथायरॉइड, एड्रिनल इत्यादि अंत:स्रावी ग्रंथियों से संबंधित प्रतिबिंब केंद्रों पर भी दबाव डालना चाहिए।

पैर के अँगूठे तथा उँगलियों के निचले व शीर्ष भाग पर कंघी या किसी कठोर वस्तु से दबाव डालना चाहिए। इससे रोगी की स्थिति सुधारने में पर्याप्त सहायता मिलती है। जैसा कि चित्र-2 में दरशाया गया है, बिंदु 1 से 15 तक हथेलियों के बिंदुओं पर इसी तरह से दबाव डालना चाहिए। चित्र-1 एवं 2 में अंकित काली/बिंदुवाली रेखाएँ, जो क्रमश: पैर के अँगूठे एवं हाथ के अँगूठे पर स्थित हैं, उनपर दबाव डालना चाहिए। चित्र-3 एवं 5 के क्रमश: सभी चैनलों और तंत्रिका तंत्र से संबंधित बिंदुओं पर दबाव डालना चाहिए। ये बिंदु प्रत्येक पैर पर स्थित होते हैं और इनमें से प्रत्येक पर कम-से-कम 2 मिनट तक दबाव डालना चाहिए। यह अत्यंत

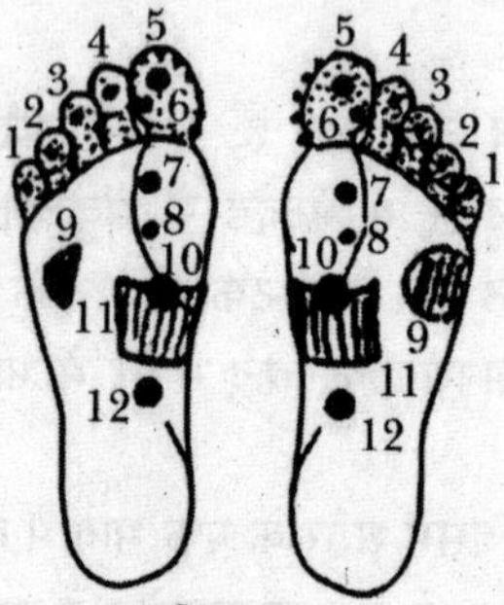

चित्र-1

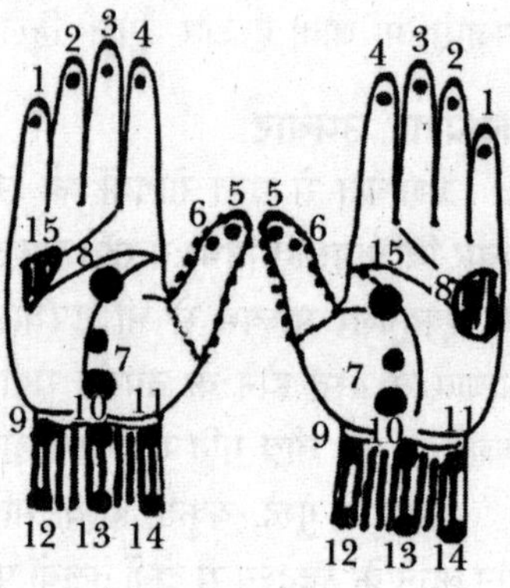

चित्र-2

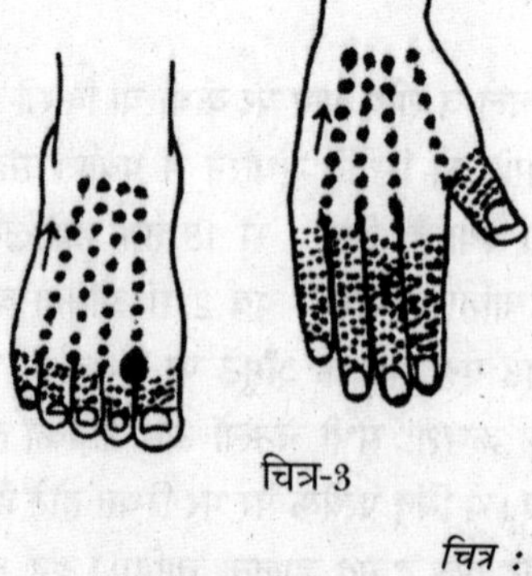

चित्र-3

चित्र : लकवा

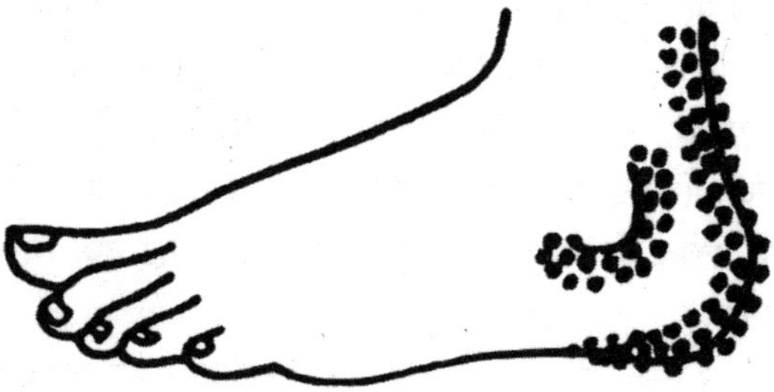

चित्र-4

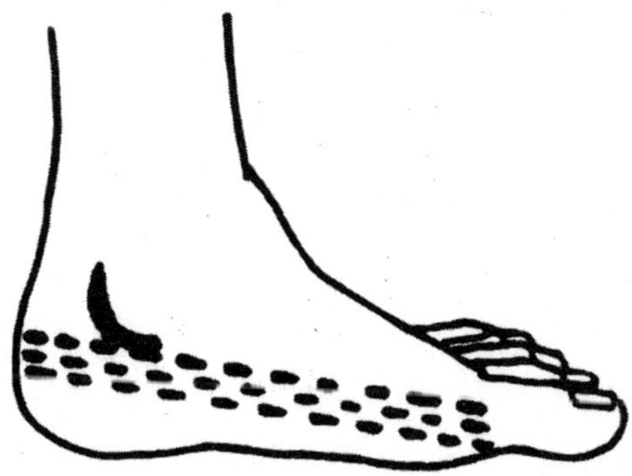

चित्र-5

लाभकारी सिद्ध हुआ है। इसके बाद एड़ी और टखने के पिछले हिस्से पर दबाव डालना चाहिए। यह भाग चित्र-4 में बिंदुवाली रेखाओं द्वारा दरशाया गया है। दोनों पैरों तथा दोनों पैरों के दोनों किनारों पर घुमावदार/मालिश के रूप में दबाव डालना चाहिए। इसी प्रकार पैर के अगले भाग पर ऊपर से नीचे तक कशेरुकी स्तंभ से संबंधित प्रतिबिंब बिंदुओं पर जिम्मी की सहायता से दबाव डालना चाहिए। ऐसा करने के लिए प्रत्येक पैर के प्रतिबिंब बिंदुओं पर 3 मिनट तक जिम्मी से दबाव डालना चाहिए।

इस रोग से ग्रस्त रोगियों को यथासंभव उत्साहित करना चाहिए और उसके मनोबल को ऊँचा उठाने का हरसंभव प्रयास करना चाहिए। उसकी इच्छा-शक्ति को दृढ़ बनाने का प्रयास करना चाहिए, क्योंकि देखा गया है कि ऐसे विशेष रोगों के निदान में रोगी की इच्छा-शक्ति की महत्त्वपूर्ण भूमिका होती है।

अजीर्णता (अपच)

अजीर्णता या अपच से बचने के लिए रोगी को परामर्श दिया जाता है कि वह हलका भोजन करे और वह भी एक बार में नहीं, थोड़ा-थोड़ा करके। एक चम्मच रस, जिसमें अदरक और नीबू के रस समान मात्रा में हों, लेने की सलाह दी जाती है। इसके साथ ही, पाचन क्रिया सबल करने के लिए क्रमशः थायरॉइड, डायफ्राम, पेट, आँत और यकृत से संबंधित प्रतिबिंब बिंदुओं पर भी दबाव डालना चाहिए। सर्वप्रथम, थायरॉइड बिंदु (बिंदु संख्या-1, चित्र-1) पर तीन बार, प्रत्येक बार में 8-10 सेकंड तक जिम्मी की सहायता से दबाव दिया जाना चाहिए। इसके बाद चित्र-1 में ही डायफ्राम से संबंधित बिंदु संख्या-2 पर दबाव डालना चाहिए। बिंदु संख्या-3 एवं 4 पर घुमावदार गहरा दबाव (छायांकित क्षेत्र—चित्र-1) पर डालना चाहिए। ये प्रतिबिंब केंद्र पेट और आँत से संबंधित हैं। पुनः यकृत से संबंधित प्रतिबिंब केंद्र-बिंदु 5 पर दबाव डालना चाहिए। जिम्मी की सहायता से इस क्षेत्र पर सीधा दबाव डालना चाहिए (प्रत्येक बिंदु पर 8-10 सेकंड तक तीन बार दबाव डाला जा सकता है)। पाचन क्रिया से संबंधित अंगों को मजबूती प्रदान करने के लिए इसी प्रकार दोनों हथेलियों के बिंदुओं—दाईं हथेली पर बिंदु 1-5 तथा बाईं हथेली पर बिंदु 1-4 (चित्र-2) पर दबाव डालना चाहिए। यह प्रक्रिया दस-पंद्रह दिनों तक जारी रखनी चाहिए, ताकि रोग पर काबू पाया जा सके।

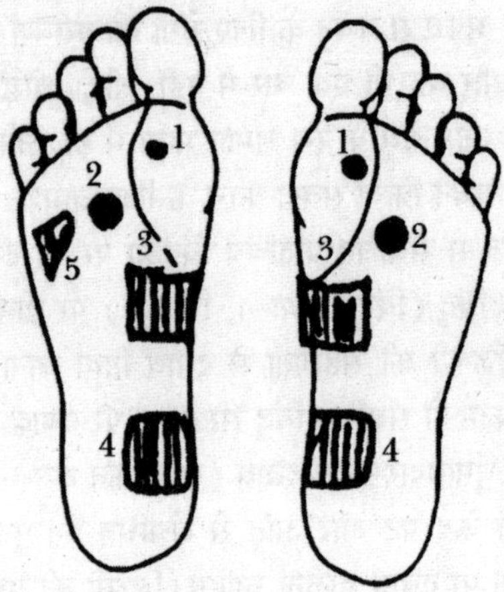

चित्र-1

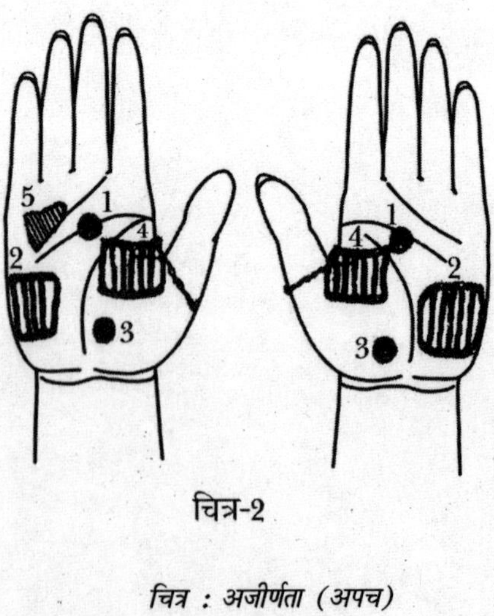

चित्र-2

चित्र : अजीर्णता (अपच)

अम्लता (एसिडिटी)

हाइड्रोक्लोरिक अम्ल पाचक रस का एक अवयव है। लैक्टिक अम्ल ग्लूकोज का एक विखंडित उत्पाद है। पेट में अधिक अम्ल की उपस्थिति से उदर वायु का निर्माण होता है, जिससे दर्द होता है। मसाले, तली-भुनी खाद्य वस्तुएँ, अचार का प्रयोग न करने से तथा एंटासिड का प्रयोग करने से इससे बचा जा सकता है।

अम्ल मंदाग्नि (एसिड डिस्पेप्सिया) स्नायु में तनाव और चिंता के कारण होती है। अम्ल रस पेट से आहार नाल की ओर उलटा बहने लगता है। गर्भावस्था के दौरान तथा अधिक वजनवाले लोगों में अम्ल रस का हलका उलटा प्रवाह होता है।

एक्यूप्रेशर उपचार

अम्लता से ग्रस्त रोगी के उपचार हेतु थायरॉइड, डायफ्राम, पेट, आँत और यकृत से संबंधित प्रतिबिंब बिंदुओं पर दबाव डालने की आवश्यकता होती है, ताकि पाचन क्रिया मजबूत हो सके। इस हेतु सबसे पहले थायरॉइड ग्रंथि से संबंधित प्रतिबिंब बिंदु पर दबाव डालना पड़ता है। इसके लिए जिम्मी से 8–10 सेकंड की अवधि के लिए तीन बार सीधा दबाव (बिंदु-1, चित्र-1) डाला जाता है। इसके बाद इसी चित्र में डायफ्राम से संबंधित बिंदु संख्या-2 पर दबाव डालना चाहिए। तथापि बिंदु संख्या 3 एवं 4 (छायांकित क्षेत्र—चित्र-1) पर गहरा दबाव डालना चाहिए। उदर और आँत से संबंधित प्रतिबिंब बिंदुओं पर दबाव डालने के पश्चात् यकृत से संबंधित प्रतिबिंब बिंदु—बिंदु 5 पर दबाव डालना चाहिए। जिम्मी से इस भाग पर सीधा दबाव डालना चाहिए (प्रत्येक बिंदु पर 8–10 सेकंड तक तीन बार दबाव डालना चाहिए)। इसी प्रक्रिया से पाचन तंत्र से संबंधित अंगों को मजबूती प्रदान करने के लिए दोनों हथेलियों में स्थित प्रतिबिंब बिंदुओं—दाईं हथेली पर बिंदु 1 से 5 तथा बाईं हथेली पर बिंदु 1 से 4 (चित्र-2) पर दबाव डालना चाहिए। इसके बाद हाथ एवं पैर के बिंदु संख्या-1 पर दबाव डालना चाहिए (चित्र-3)।

ये बिंदु हाथ में अँगूठे एवं तर्जनी तथा पैर में अँगूठे एवं उसके बगलवाली उँगली के बीच के त्रिकोणीय किनारे पर स्थित होते हैं। अँगूठे अथवा उँगली से इस बिंदु पर दबाव डाला जा सकता है। इसके बाद बिंदु 1–5 (चित्र-4) पर दबाव डालना चाहिए। इन बिंदुओं पर दबाव खाली पेट, पेशाब करने के बाद देना चाहिए। दबाव तीन उँगलियों को मिलाकर 15–20 डिग्री का कोण बनाते हुए डालना चाहिए।

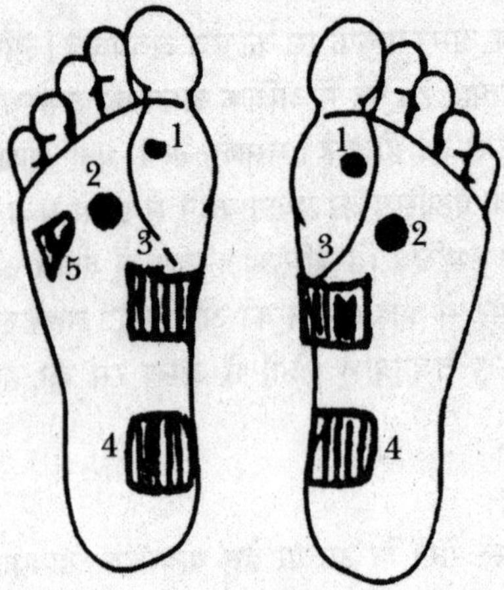

चित्र-1

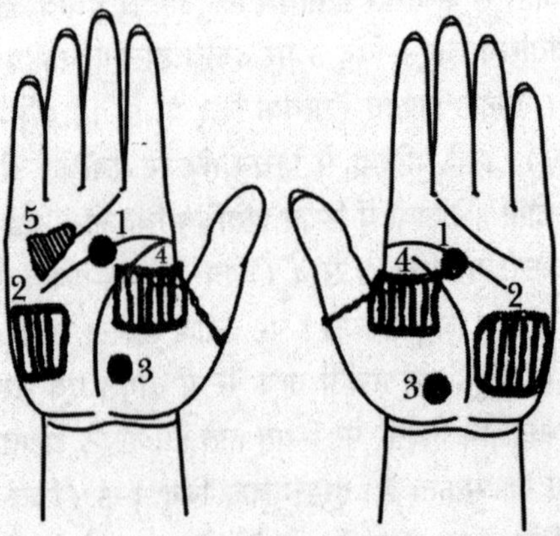

चित्र-2

चित्र : अम्लता

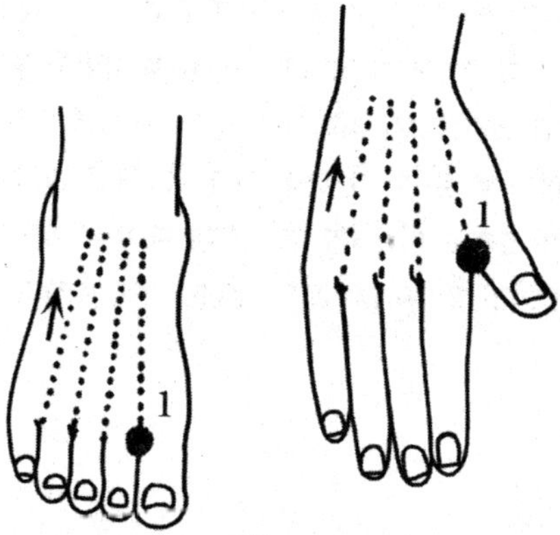

चित्र-3

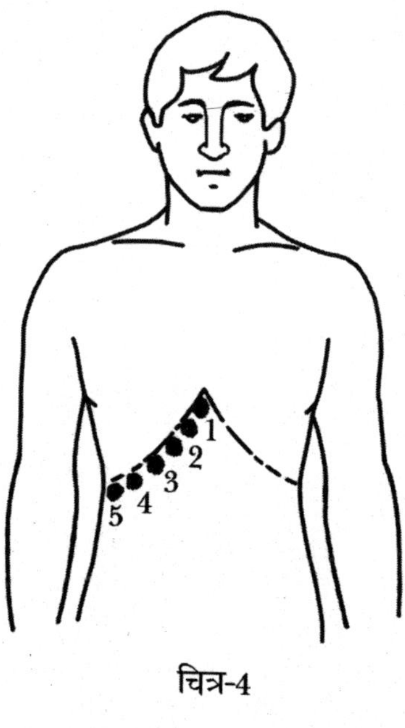

चित्र-4

उपर्युक्त प्रकार से दबाव डालने के साथ-साथ रोगी को ऐसी खाद्य सामग्री की पहचान करनी चाहिए, जिनसे उन्हें अम्लता होती है और फिर उन्हें इनका सेवन बंद कर देना चाहिए। उन्हें दो घंटे के अंतराल पर अल्प मात्रा में कुछ-न-कुछ खाते रहना चाहिए। रोगी को खट्टा दही और गरम दूध तथा तले पदार्थों का सेवन बंद कर देना चाहिए, क्योंकि इनसे पेट में वायु बनती है। उन्हें खाते समय पानी नहीं पीना चाहिए और सभी प्रकार की चिंता एवं तनाव से मुक्त रहना चाहिए, क्योंकि इनसे भी वायु उत्पन्न होती है। सुबह-शाम टहलना तथा हलका व्यायाम लाभप्रद होता है।

गुरदे की समस्याएँ/पथरी

गुरदा शरीर का एक महत्त्वपूर्ण अंग है। उत्सर्जित-तंत्र के सुचारु रूप से काम करने में यह महत्त्वपूर्ण भूमिका निभाता है, अन्यथा संपूर्ण प्रणाली काम करना बंद कर देगी। इस महत्त्वपूर्ण अंग को सुचारु रूप से काम करने के लिए इससे संबंधित प्रतिबिंब बिंदुओं पर दबाव डालना आवश्यक है—अर्थात् जैसा कि चित्र-1 एवं 2 में हथेली एवं तलवे में बिंदु संख्या-1 पर क्रमश: दिखाया गया है। इसके साथ ही पैराथायरॉइड ग्रंथि से संबंधित बिंदु (बिंदु-2, चित्र-1 एवं 2) पर दबाव डालने की आवश्यकता होती है, जिससे शरीर में कैल्सियम के नियमन में सहायता मिलती है। यदि पैराथायरॉइड ग्रंथि शरीर में कैल्सियम असंतुलन के कारण ठीक से काम नहीं करती है तो शरीर में पथरी निर्माण की प्रवृत्ति बढ़ जाती है और रोगी के गुरदे अथवा पित्ताशय में पथरी हो जाती है। चित्र में बताई गई दिशा के अनुरूप कलाई के दोनों ओर छायांकित क्षेत्रों पर दबाव डालना चाहिए। इस क्षेत्र को सक्रिय करने के बाद बिंदु संख्या 3-8 पर भी दबाव डाला जा सकता है। मूत्र प्रणाली को संतुलित रखने के लिए एड़ी के दोनों ओर बिंदु संख्या 1 एवं 2 (चित्र-3) पर दबाव डाला जाए। चित्र में दरशाई गई धारीदार रेखाओं पर बिंदु संख्या-3 एवं 4, चित्र-3 पर भी दबाव डाला जा सकता है। इसपर मालिश के रूप में दबाव डाला जा सकता है। थोरेसिक और कटि क्षेत्र में स्थित तंत्रिका तंत्र से संबंधित बिंदुओं पर भी दबाव डाला जाए, क्योंकि गुरदे से संबंधित प्रतिबिंब बिंदु भी इस क्षेत्र से संबंधित हैं। अंतत: रोगी को पेट के बल लिटा देना चाहिए तथा पीठ से लेकर कमर तक रीढ़ के दोनों ओर दबाव डालना चाहिए, जैसा कि चित्र-5 में दरशाया गया है।

गुरदे की पथरी से ग्रस्त रोगी को टमाटर, पालक, भिंडी, बैगन और अमरूद आदि नहीं खाना चाहिए।

होम्योपैथिक दवा बारबरिस वल्गरिस—मदर टिंक्चर की 15 बूँदें दिन में तीन बार देने से अतिशीघ्र दर्द नष्ट हो सकता है। यह दवा पथरी के टूटने और इसे शरीर से शीघ्र बाहर निकालने में बहुत सहायक है। रोगी को पानी काफी मात्रा में पीना चाहिए।

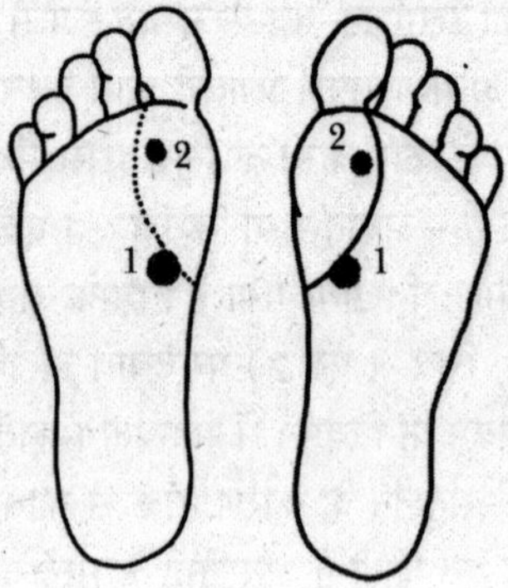

चित्र-1

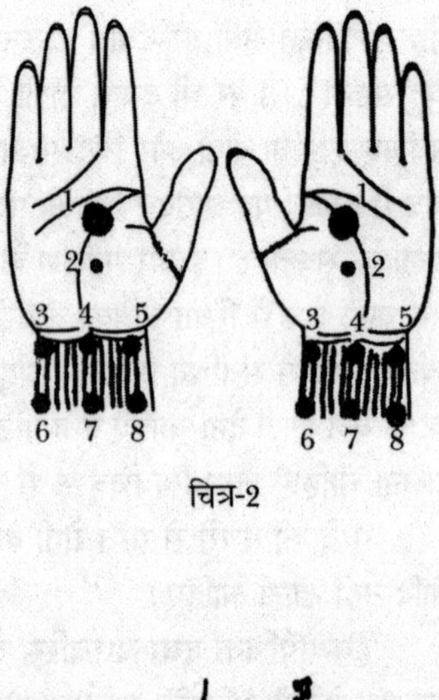

चित्र-2

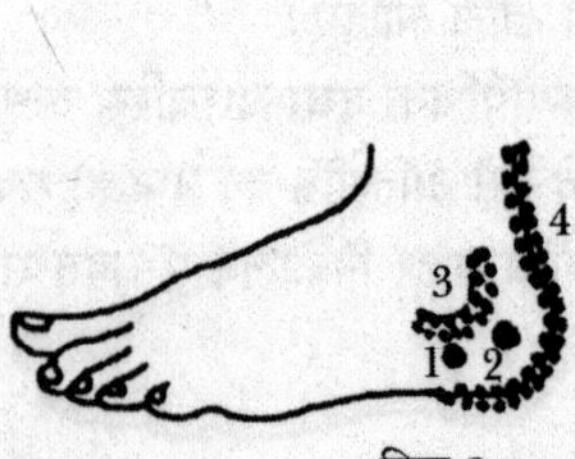

चित्र-3

चित्र : गुरदे की समस्याएँ

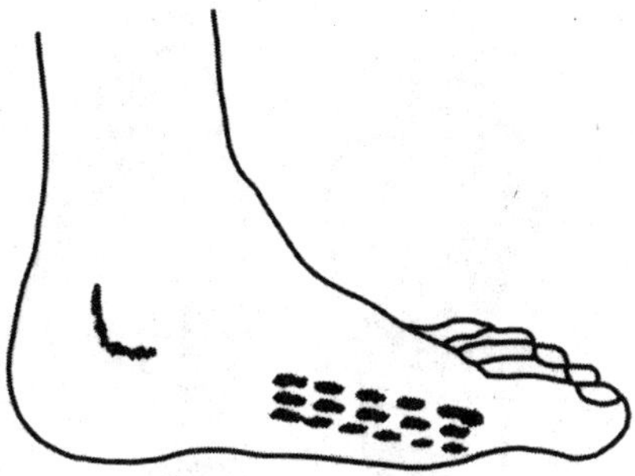

चित्र-4

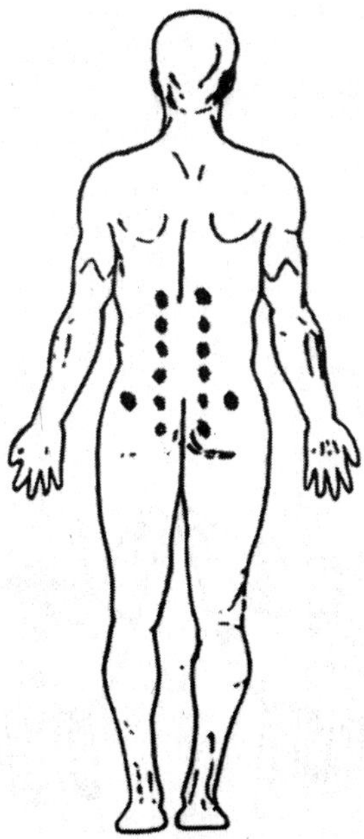

चित्र-5

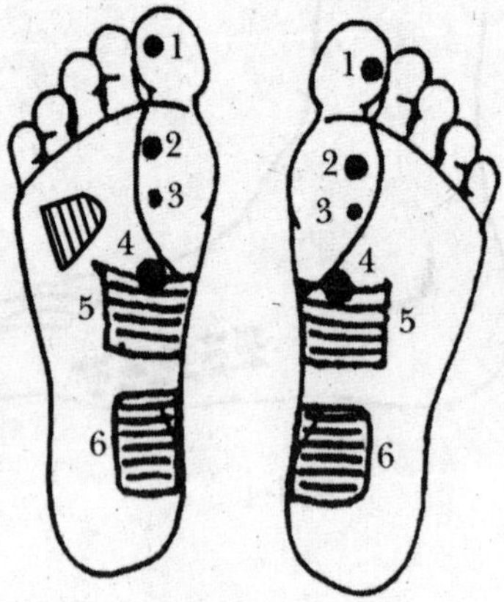

चित्र-1

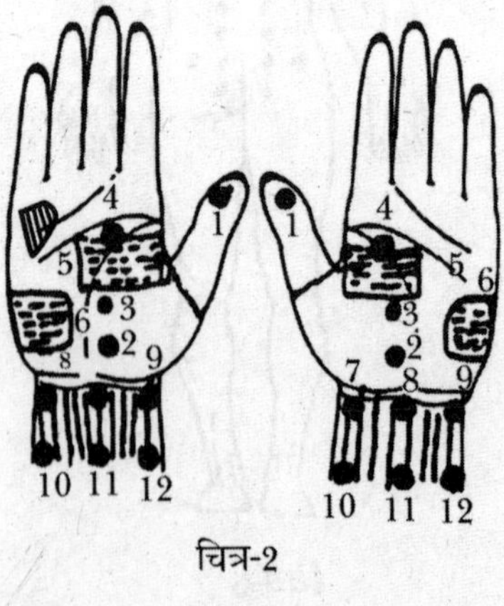

चित्र-2

चित्र : वजन में कमी

वजन में कमी

भोजन में कमी, भूख में कमी और खाने में कठिनाई के कारण वजन में कमी हो सकती है। पर्याप्त भोजन के बावजूद यदि वजन में कमी होती है तो इसकी जाँच की जानी चाहिए।

हाइपरथायरइडिज्म
पल्मोनरी टी.बी.
चिंता
खाना पचने में कमी
स्प्रू
डिस्फेजिया
लगातार पेट की बीमारी
भोजन में कमी से वजन में कमी
अवसाद
पेप्टिक अल्सर
मेलिगनेंसी
नशे की आदत
लंबे समय से कोलाइटिस

एक्यूप्रेशर उपचार

इस रोग से ग्रस्त रोगी को चिकित्सक से संपर्क करना चाहिए, क्योंकि कई बार मधुमेह के कारण वजन में कमी हो जाती है अथवा उपर्युक्त कई असाध्य रोगों के कारण भी वजन में कमी आती है। इसलिए यह परामर्श दिया जाता है कि प्रारंभिक अवस्था में ही सही जाँच करवा लेनी चाहिए, ताकि रोग पर समय रहते नियंत्रण किया जा सके।

एक्यूप्रेशर विधि से दबाव प्रतिबिंब बिंदु 1–6 (चित्र–1, 2 में क्रमशः दोनों हथेलियों एवं तलवों) पर डालना चाहिए। ये बिंदु पीयूष, थायरॉइड, पैराथायरॉइड, गुरदे, उदर और आँत से संबंधित होते हैं। दाएँ तलवे और हथेली में यकृत से संबंधित बिंदुओं पर लगभग 30 सेकंड तक दबाव डालकर उन्हें सक्रिय करना चाहिए, क्योंकि यकृत का सुचारु रूप से काम करना आवश्यक होता है, अन्यथा रोगी की भूख मर जाती है और उसके वजन में कमी आ जाती है। इसके बाद पैर एवं टाँग के मिलन बिंदु पर बिंदु संख्या–1 (चित्र–3) पर भी दबाव डालना चाहिए

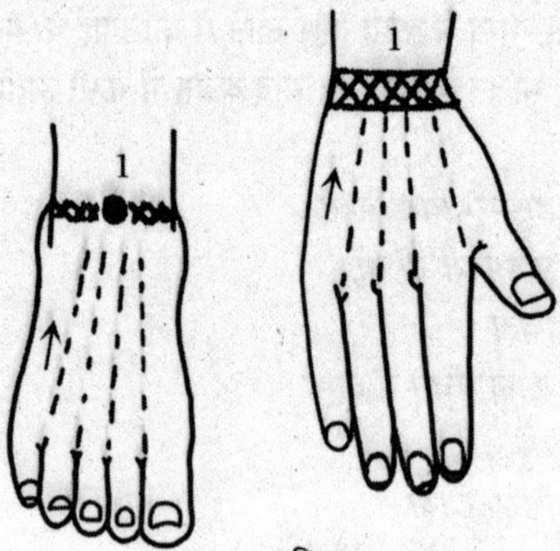

चित्र-3

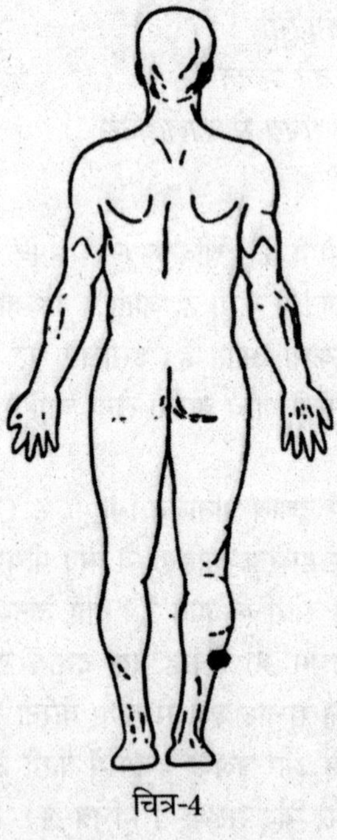

चित्र-4

(लिंफ ग्रंथि क्षेत्र)। इसके बाद बिंदु संख्या 1, चित्र-4 पर भी दबाव डालना चाहिए। यह बिंदु टाँग के पिछले हिस्से में टखने से सात-आठ अंगुल चौड़ाई पर ऊपर स्थित होता है। यह बिंदु यकृत मध्याह्न पर पड़ता है तथा यकृत की कार्यक्षमता बढ़ाने में बहुत सहायक है। इससे पाचन क्षमता बढ़ जाती है।

दबाव डलवाने के अतिरिक्त रोगी को व्यायाम करने की सलाह दी जाती है। इससे रोगी की भूख बढ़ती है। उन्हें दिन में तीन-चार बार संतुलित आहार लेना चाहिए। अधिक चाय-कॉफी नहीं लेनी चाहिए।

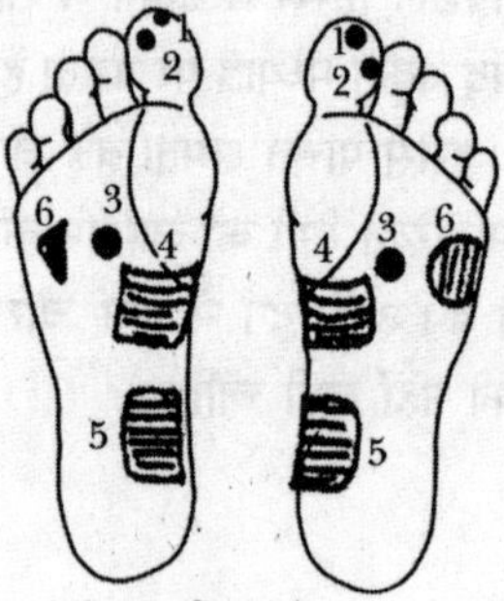

चित्र-1

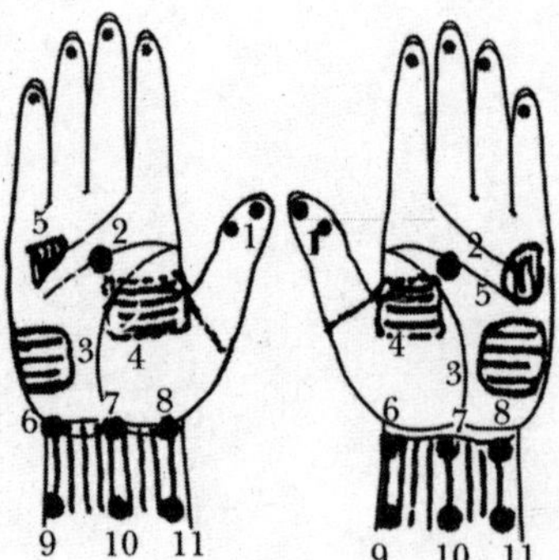

चित्र-2

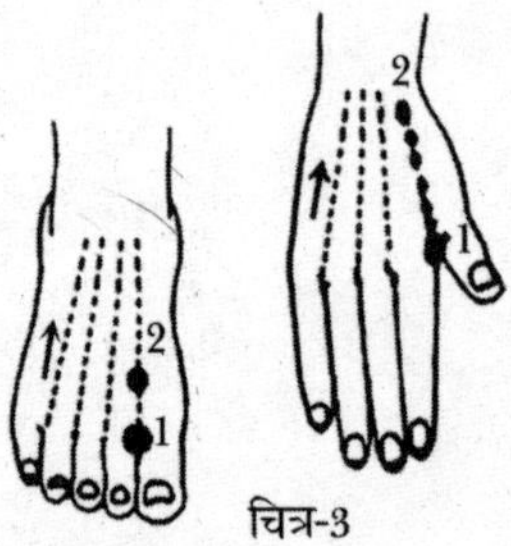

चित्र-3

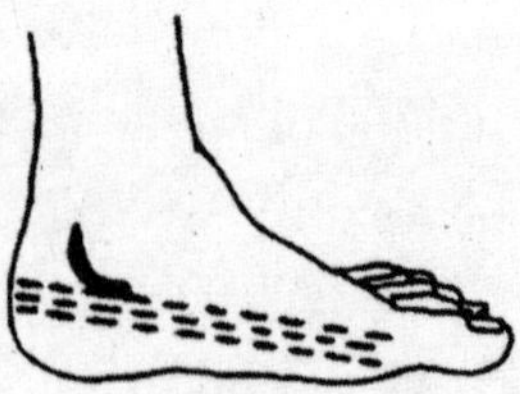

चित्र-4

चित्र : मिरगी

मिरगी/दौरे

मिरगी का दौरा मस्तिष्क में असमान विद्युतीय गतिविधि के कारण पड़ता है। यह मस्तिष्क के असंतुलन का लक्षण है। मिरगी का दौरा सिर में चोट लगने, जन्म के समय अवघात, मस्तिष्क संक्रमण एवं मानसिक आघात के कारण होता है। मिरगी का दौरा सामान्य अथवा आंशिक हो सकता है। सामान्य तौर पर दौरा चेतना में कमी होने के कारण पड़ता है और इससे पूरा शरीर प्रभावित होता है। इसके दो प्रकार होते हैं—

ग्रेंडमल दौरे में चेतना नष्ट होने, संपूर्ण शरीर कड़ा होने तथा निरंकुश झटके के लक्षण दिखाई देते हैं। रोगी चिल्ला सकता है और उसकी साँस की गति अनियमित हो सकती है। मांसपेशियाँ ढीली हो जाती है तथा गल-त्याग पर नियंत्रण समाप्त हो जाता है।

पेटीटमल दौरे में चेतना क्षणिक रूप से नष्ट होती है और कोई असामान्य गतिविधि नहीं होती है। इस दौरे को सामान्य दौरे के अंतर्गत रखा जा सकता है, जिसमें मानव की चेतना बनी रहती है। जटिल दौरे में चेतना नष्ट हो जाती है।

एक्यूप्रेशर उपचार

तंत्रिका तंत्र से संबंधित रोगों के उपचार में एक्यूप्रेशर को अत्यंत लाभप्रद पाया गया है। यह रोग भी तंत्रिका तंत्र, पाचन तंत्र और प्रजनन तंत्र में गड़बड़ी के कारण होता है। इन तंत्रों से संबंधित अंगों को सक्रिय कर इस रोग से मुक्ति पाई जा सकती है। प्रारंभ में मस्तिष्क, पीयूष ग्रंथि, डायफ्राम, उदर, आँत, यकृत और हृदय से संबंधित बिंदुओं 1 से 6 पर (चित्र-1 दोनों तलवों) पर दबाव डालना चाहिए। इसी प्रकार बिंदु 1 से 11, चित्र-2 पर भी दबाव डालना चाहिए। इसके बाद पैरों पर स्थित बिंदु 1 एवं 2 (चित्र-3) तथा हाथ के ऊपरी भाग पर स्थित बिंदु 1 एवं 2 (चित्र-3) पर दबाव डालना चाहिए।

तंत्रिका तंत्र से संबंधित बिंदुओं पर भी दबाव डालना चाहिए, जो चित्र-4 में छायांकित रेखाओं द्वारा पैर पर दरशाया गया है। बिंदुधारी रेखा 1 एवं 2, जो टखने के इर्द-गिर्द तथा एड़ी के पीछे स्थित है (चित्र-5), पर भी दबाव डालना चाहिए। अंत में रोगी को पेट के बल लिटा देना चाहिए और जैसा कि चित्र-6 में दरशाया गया है, गरदन से लेकर कमर तक मेरुदंड के दोनों ओर दबाव डालना चाहिए। ध्यान रहे कि मेरुदंड से दोनों ओर 1 इंच हटकर दबाव दिया जाए और किसी भी स्थिति में मेरुदंड पर सीधा दबाव न डाला जाए।

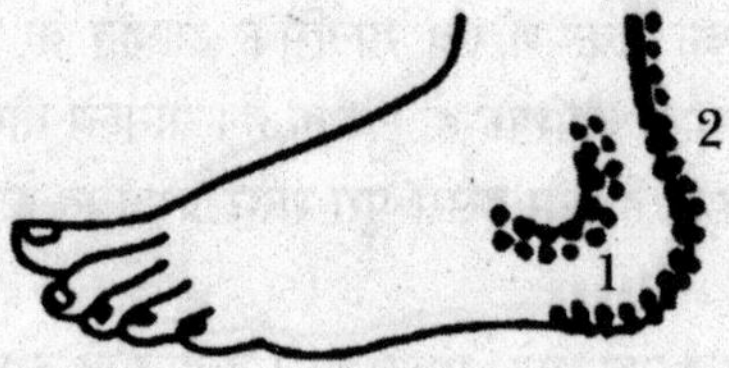

चित्र-5

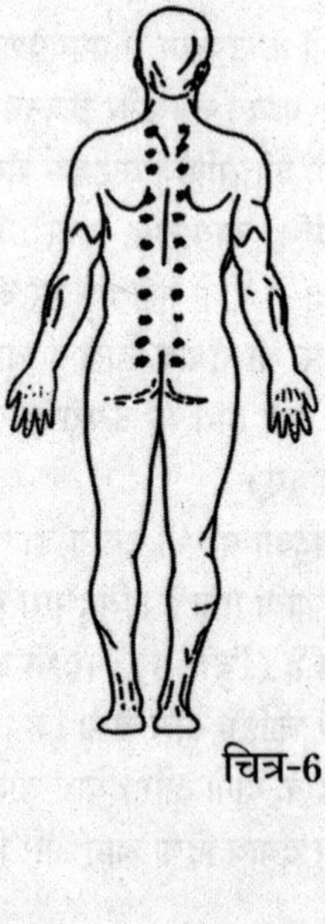

चित्र-6

मिचली एवं उलटी

मिचली एक आभास है, जिसके बाद उलटी होती है। उलटी में पेट में स्थित सामग्री बलपूर्वक मुँह के माध्यम से बाहर निकल जाती है। यह तब होता है जब मस्तिष्क केंद्र सक्रिय होता है। डायफ्राम उदर पर दबाव डालता है और उदर की सामग्री बाहर निकल जाती है। यह अधिक खाने, शराब पीने अथवा सामान्य बेहोशी में होता है। पेप्टिक अल्सर, गंभीर एपेंडिसाइटिस और विषाक्त खाद्य पदार्थ का सेवन करने से उलटी होती है। कई बार मनोवैज्ञानिक एवं भावनात्मक परेशानी से भी उलटी होती है। उलटी से पहले मुँह में लार आने, तेज गति से साँस चलने, पसीना छूटने, टैकिकार्डिया और बेचैनी होती है। गर्भावस्था के दौरान प्रथम तीन महीने में उलटी की प्रवृत्ति विकसित होती है।

एक्यूप्रेशर उपचार

सामान्य तौर पर यह रोग यकृत अथवा पाचन संस्थान में समस्या के कारण उत्पन्न होता है। इससे मुक्ति पाने के लिए यकृत, उदर, डायफ्राम और गुरदे से संबंधित प्रतिबिंब बिंदुओं पर दबाव डालना चाहिए। ये बिंदु दाएँ तलवे पर बिंदु 1-4 (चित्र-1) तथा बाएँ तलवे पर बिंदु 1-3 दिखाए गए हैं।

इसी प्रकार दाईं हथेली पर बिंदु 1-4 तथा बाईं हथेली पर बिंदु 1-3 (चित्र-2) पर 8-10 सेकंड तक प्रति बिंदु दक्षिणावर्ती (clockwise) दिशा में दबाव डालना चाहिए। डायफ्राम से संबंधित बिंदु संख्या-1 (चित्र 1 एवं 2) दोनों तलवों एवं हथेलियों पर दबाव डालने से रोग तुरंत नियंत्रित हो जाता है। इसके बाद बिंदु संख्या 1 (चित्र-3) पर दबाव डालना चाहिए। यह बिंदु यकृत से संबंधित है और यह यकृत मध्याह्न पर स्थित होता है। यह बिंदु दाईं टाँग के पिछले हिस्से में टखने से सात-आठ अंगुल दूरी पर ऊपर स्थित होता है। यद्यपि यह बिंदु काफी दर्द करता रहता है, किंतु यह बहुत प्रभावकारी है और शीघ्र आराम पहुँचाता है।

इस प्रकार दबाव डालने से समुद्र-यात्रा से उत्पन्न रोग (sea sickness) भी दूर हो जाता है।

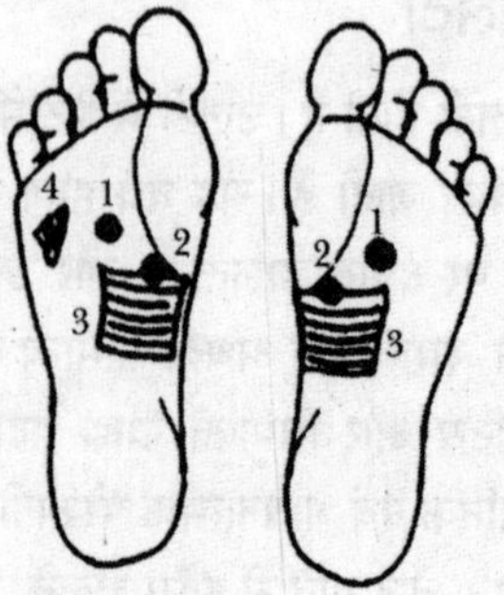

चित्र-1

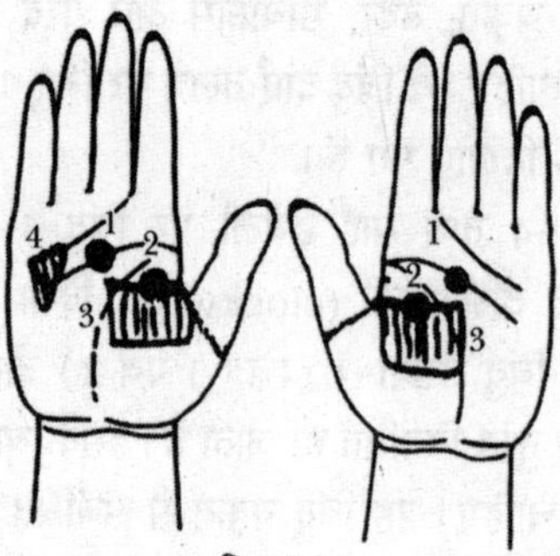

चित्र-2

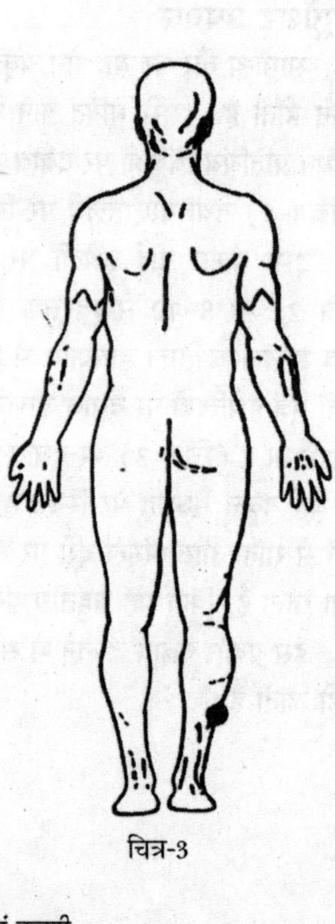

चित्र-3

चित्र : मिचली एवं उलटी

स्मरण-शक्ति बढ़ाना

सिर में चोट लगने, सामान्य कमजोरी, ऊब, चिंता, तनाव इत्यादि के कारण स्मरण-शक्ति क्षीण होती है। परीक्षा के समय बच्चे अधिक व्यस्त होने के कारण सुबह का पढ़ा शाम तक भूल जाते हैं।

इस समस्या से मुक्ति पाने के लिए मस्तिष्क, सर्वाइकल क्षेत्र से संबंधित हाथ एवं पैर के अँगूठे के बिंदु तथा पीयूष, थायरॉइड और पैराथायरॉइड से संबंधित प्रतिबिंब बिंदुओं पर दबाव डालना चाहिए। ये बिंदु 1 से 6 (चित्र-1) में दोनों तलवों पर दरशाए गए हैं। यकृत से संबंधित बिंदु संख्या-7 पर दबाव डालने से काफी लाभ मिलता है। इसी प्रकार दोनों हथेलियों पर भी क्रमशः बिंदु संख्या 1-7 तथा 1 से 6 (चित्र-2) पर दबाव देना चाहिए। इसके बाद हाथ एवं पैर के बिंदु 1-2 (चित्र-3) पर दबाव देना चाहिए। चित्र-3 में हाथ-पैर में तंत्रिका तंत्र से संबंधित प्रतिबिंब बिंदु, जो सर्वाइकल क्षेत्र में स्थित होते हैं, उनपर दबाव डलवाना चाहिए। बिंदु संख्या-1 (चित्र-4), जो यकृत से संबंधित है तथा यकृत मध्याह्न पर स्थित रहता है, इसपर भी दबाव देना चाहिए। ये बिंदु पैर के पिछले हिस्से में टखने से 7-8 अंगुल दूरी पर ऊपर स्थित होते हैं। प्रत्येक अवसर पर इस बिंदु पर 8-10 सेकंड करके दो बार दबाव डलवाना चाहिए।

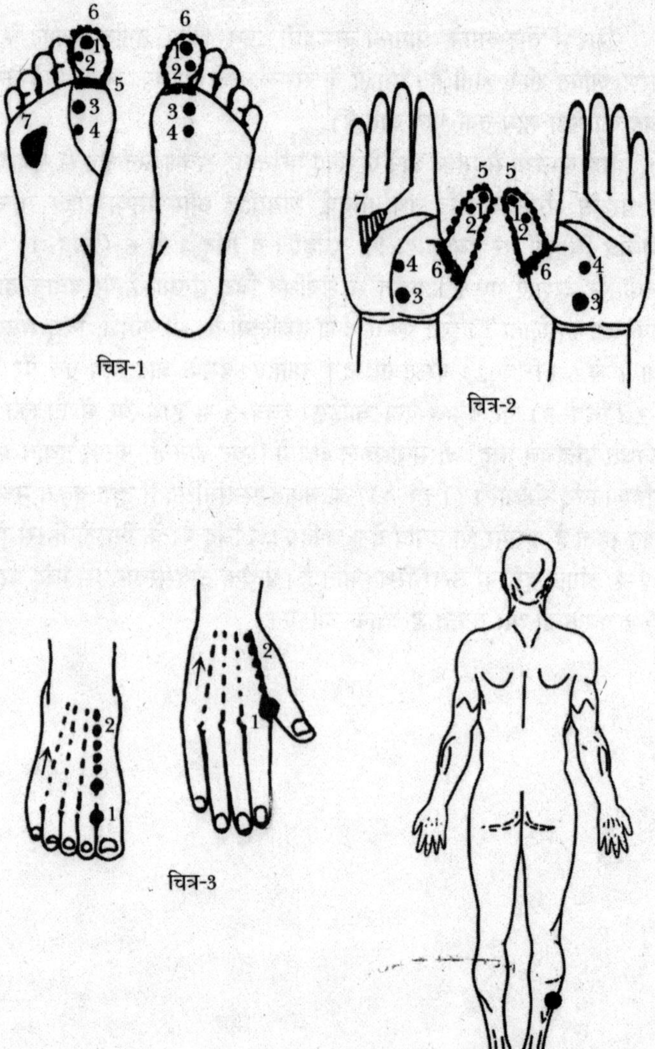

चित्र : स्मरण शक्ति बढ़ाना

थायरॉइड से संबंधित समस्याएँ

थायरॉइड ग्रंथि एक अंत:स्रावी ग्रंथि है और यदि यह ठीक से काम नहीं करती है तो व्यक्ति को कई शारीरिक समस्याओं का सामना करना पड़ता है। इसमें रोगी का वजन या तो अत्यधिक बढ़ जाता है या उसमें अत्यधिक कमी आ जाती है। दोनों ही स्थितियाँ रोगी के लिए चिंताजनक हैं। इन्हें हायपर/हायपो थायरॉइड के नाम से जाना जाता है।

एक्यूप्रेशर के माध्यम से इस समस्या से मुक्ति पाने के लिए सर्वप्रथम लगभग 2–3 मिनट तक हथेलियों एवं तलवों पर जिम्मी बेलन की तरह चलाकर विभिन्न प्रतिबिंब केंद्रों को सक्रिय करना चाहिए। इसके बाद मस्तिष्क, पीयूष ग्रंथि, पाइनियल ग्रंथि, थायरॉइड ग्रंथि, पैराथायरॉइड, उदर, यकृत इत्यादि से संबंधित प्रतिबिंब बिंदुओं पर दबाव देना चाहिए। काम ग्रंथि से संबंधित प्रतिबिंब बिंदु, चित्र–1 (बिंदु –6) पर भी दबाव डलवाना चाहिए। प्रत्येक अवसर पर प्रत्येक बिंदु पर 10 सेकंड करके तीन बार दबाव डलवाना चाहिए।

बाईं हथेली पर, बिंदु संख्या 1–11, दाईं हथेली पर 1–12, इन सभी अंगों से संबंधित प्रतिबिंब बिंदु हैं, इनपर भी दबाव डलवाना चाहिए। ज्यों ही इस समस्या का पता चले त्यों ही उपचार प्रारंभ कर देना चाहिए। बीस–पच्चीस बैठक में उपचार पूर्ण हो जाता है, तथापि यदि सही ढंग से उपचार किया जाता है तो रोगी शीघ्र ही ठीक हो जाता है। चिकित्सक से दवाई दिलवाने के साथ–साथ यदि उपर्युक्त बिंदुओं पर दबाव डलवाया जाता है तो काफी शीघ्र लाभ मिलता है।

□

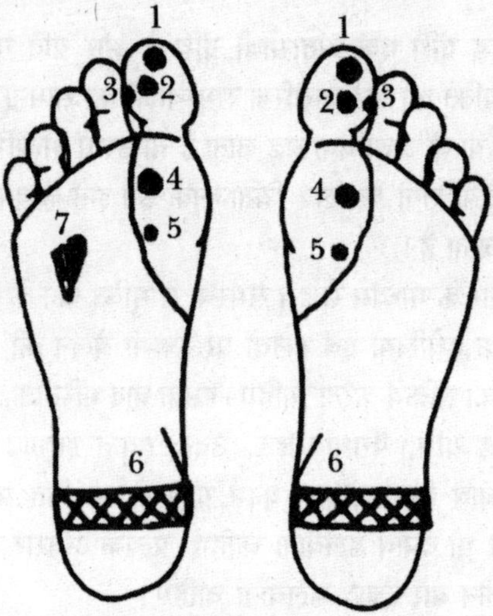

चित्र-1

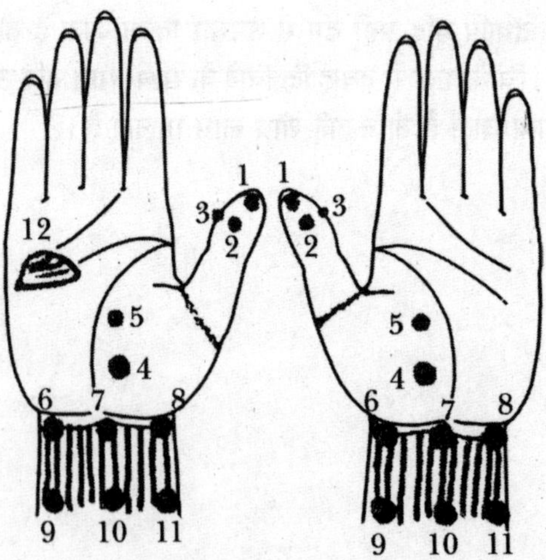

चित्र-2

चित्र : थायरॉइड

भाग–4

विशेष रोग में विशेष आहार

मधुमेह

मधुमेह के दौरान निम्नलिखित पदार्थों का सेवन नहीं करना चाहिए—

- मीठा शरबत एवं कार्बोनेटेड पेय पदार्थ
- सूखे और शर्करायुक्त फल
- केक, पेस्ट्री, क्रीम और मदिरा
- चीनी, आलू।

मधुमेह का संबंध मुख्यतया आहार में कार्बोहाइड्रेट से है। अग्न्याशय में जो इंसुलिन निर्मित होता है वह रक्त के ग्लूकोज को ग्लाइकोजेन में बदल देता है, जो शरीर की मांसपेशियों में संगृहीत होता है। यदि शरीर में इंसुलिन की मात्रा अपर्याप्त है तो रक्त एवं मूत्र में ग्लूकोज की मात्रा बढ़ जाती है।

मधुमेह के रोगी को यह ध्यान देना चाहिए कि आहार इस प्रकार से लें कि उसके मूत्र में शर्करा न हो।

कार्बोहाइड्रेट

कार्बोहाइड्रेट-युक्त पदार्थ 250 ग्राम से कम ही खाने चाहिए, किंतु कार्बोहाइड्रेट की मात्रा में अत्यधिक कमी नहीं करनी चाहिए; क्योंकि इससे वसा का उपापचय होता है, जिससे केटोएसीडोसिस हो जाता है।

कैलोरी

बढ़ते बच्चे और कम वजनवाले व्यक्ति को पर्याप्त कैलोरी चाहिए। मोटे रोगियों को कैलोरी में कमी करनी चाहिए। उन्हें हरी पत्तियोंवाली सब्जियाँ अधिक खानी चाहिए। इसका कैलोरी मान कम होता है और इसमें 3 प्रतिशत से कम कार्बोहाइड्रेट होता है।

प्रोटीन

शरीर भार के प्रति कि.ग्रा. में 7 ग्राम प्रोटीन होना चाहिए। पनीर प्रोटीन का उत्तम स्रोत है। भोजन में वसा की मात्रा कम रहने से कोलेस्टेरॉल का स्तर नियंत्रित रहता है। विटामिन बी-कॉम्प्लेक्स की अधिक खुराक से मधुमेह पर नियंत्रण रहता

है। पोटैशियम के सेवन से अग्न्याशय में इंसुलिन बनता है।

शर्करा

शर्करा के दो रूप हैं—एक द्रव्य, गोली और रवा रूप में सैक्रीन; किंतु आजकल ऐसी गोलियाँ भी उपलब्ध हैं।

सैक्रीन कोलतार से निर्मित उत्पाद होता है, जो ग्लूकोज की तुलना में 300 से 500 गुना अधिक मीठा होता है और इसका कैलोरी मान कुछ भी नहीं होता। शर्करा में फ्रैक्टोज सर्वाधिक मीठा (173), फिर सुक्रोज (100), ग्लूकोज (74) और लैक्टोज (60) होते हैं। मीठा पसंद करनेवाले एवं मोटे मधुमेह रोगियों को इसका सेवन करना चाहिए। एक गोली का कैलोरी मान 0.4 होता है, जो कि एक कप चाय को मीठा बनाने के लिए पर्याप्त है। सॉर्बिटॉल एक हाइड्रोजेनेटेड ग्लूकोज होता है, जो शरीर में फ्रैक्टोज में बदल जाता है और इससे ग्लाइकोसूरिया नहीं होती है। मधुमेह के टॉनिक में सॉर्बिटॉल रहता है।

आहार पत्र (1500 कैलोरी)

चाय	—	कॉफी, चाय 1 कप
जलपान	—	चाय 1 कप, दो टोस्ट मक्खन-युक्त
भोजन	—	2 फुलके, 1 कटोरी चावल, 3/4 कटोरी दाल, 1 कटोरी सब्जी (1 ½ चम्मच तेल में निर्मित)
दोपहर बाद	—	बिना शर्करा के थोड़ी चाय
शाम	—	1 फल
रात का भोजन	—	2 फुलके, 1 कटोरी चावल, 3/4 कटोरी दाल, सलाद, 1 कटोरी सब्जी
सोने के समय	—	बिना चाय के 1 गिलास टोंड दूध।

हृदय रोग

प्रोटीन

सामान्य भारवाले रोगी के प्रति कि.ग्रा. वजन के अनुरूप 1 ग्राम प्रोटीन।

वसा

निम्नलिखित संतृप्त वसा का सेवन नहीं करना चाहिए—

जंतु वसा—रैड मीट और सूअर का मांस

क्रीम, बटर, घी

हाइड्रोजेनेटेड वनस्पति तेल

कर्दी तेल और सूरजमुखी के तेल जैसे असंतृप्त वसा का प्रयोग करना चाहिए।

कार्बोहाइड्रेट

यह कोलेस्टेरॉल ट्राइग्लिसराइड के स्वाभाविक संश्लेषण के लिए उत्तरदायी है। शर्करा की मात्रा की कमी से सिरम ट्राइग्लिसराइड में कमी हो जाती है।

कैलोरी

कैलोरी गें कमी से वजन में कमी होती है। कैपिलरी संतुलन के लिए विटामिन-सी की आवश्यकता होती है। निकोटिनिक अम्ल रक्त में लिपिड में कमी करता है। अतएव दोनों उपयोगी हैं।

आर्थिथिमिया को रोकने के लिए रक्त में पर्याप्त मात्रा में पोटैशियम और कैल्सियम की आवश्यकता होती है। उच्च रक्तचाप से होनेवाले हृदय आघात से बचने के लिए लवण की मात्रा को नियंत्रित रखना आवश्यक है।

धूम्रपान करना खतरनाक है। इससे मायोकार्डियल ऑक्सीजन की कमी, बीटा और प्रीबीटा लिपोप्रोटीन में बढ़ोतरी तथा एथेरोस्क्लेरोसिस में वृद्धि होती है।

आहार पत्र

सुबह की चाय	—	बिना शर्करा के थोड़ी मात्रा में।
जलपान	—	बिना चीनी अथवा मलाई के 1 कप दूध।
भोजन	—	बिना घी के छोटे आकार के 4 फुलके, 1 कटोरी चावल, सलाद, सब्जी 3/4 कटोरी (जिसमें 1 ½ चम्मच तेल हो)।
दोपहर बाद 4.00 बजे	—	बिना शर्करा एवं दूध के थोड़ी मात्रा में चाय।
रात्रि	—	मीठा नीबू, पपीता।
भोजन	—	मध्यम आकार के 2 फुलके, 3/4 कटोरी (मध्यम आकार की) दाल, सलाद 3/4 कटोरी (मध्यम आकार की), दही, 3/4 कटोरी सब्जी (जिसमें 1 ½ चम्मच तेल)।

यह आहार 1,600 कैलोरी ऊर्जा और 35 ग्राम वसा प्रदान करता है।

गंभीर ग्लोमेरुलोनेफ्राइटिस

गंभीर ओलीगुरिया के दौरान दाल, हरी सब्जी, सूप, अचार, मांस और अंडे का सेवन नहीं करना चाहिए।

विगत दिन के पेशाब की मात्रा से आधा लीटर अधिक द्रव्य का सेवन करना चाहिए।

प्रोटीन

गंभीर ओलीगुरिया में प्रोटीन की मात्रा सीमित रहनी चाहिए। जब पेशाब 500 से 800 मि.ली. रहता है तो शरीर के वजन के प्रति कि.ग्रा. के अनुरूप 0.5–0.75 ग्राम प्रति कि.ग्रा. प्रोटीन होना चाहिए। यदि पेशाब की मात्रा सामान्य है तो प्रोटीन नियंत्रण की कोई आवश्यकता नहीं।

वसा

40 से 55 ग्राम वसा सामान्य है, क्योंकि इसका उत्सर्जन गुरदे के कार्य को प्रभावित नहीं करता है।

कैलोरी

कोई प्रतिबंध नहीं।

विटामिन और कार्बोहाइड्रेट की मात्रा सीमित रहनी चाहिए।

जब तक ओडेमा, ओलीगुरिया या उच्च रक्तचाप है तब तक सोडियम की मात्रा सीमित रहनी चाहिए। ओलीगुरिया में पोटैशियम की मात्रा सीमित होनी चाहिए (हरी पत्तीवाली सब्जी)।

आहार पत्रक

सुबह की चाय	—	1 कप—दो चम्मच चीनी।
जलपान	—	दूध (150 ग्राम), 1 चम्मच चीनी, 2 पीस ब्रेड, 10 ग्राम मक्खन।
दिन का भोजन	—	1 ½ कटोरी चावल (मध्यम आकार की कटोरी), 2 फुलके (छोटे आकार के), 3/4 कटोरी सब्जी, 3/4 कटोरी दही।
शाम की चाय	—	थोड़े आलू चिप्स के साथ 1 कप चाय, जिसमें 2 चम्मच चीनी।
रात्रि का भोजन	—	चावल 1 ½ कटोरी, फुलके 2, दाल 1 कटोरी,

सब्जी 3/4 कटोरी, दही 3/4 कटोरी।

सोने के समय	—	एक कप दूध, जिसमें 1 चम्मच चीनी हो।

इस आहार में 2,100 कैलोरी तथा 50 ग्राम प्रोटीन है।

गुरदे का काम न करना

इसमें निम्नलिखित पदार्थों का सेवन नहीं करना चाहिए—

- यदि उच्च रक्तचाप, ओडेमा और ओलीगुरिया हो तो सोडियम की मात्रा सीमित रहनी चाहिए।
- नमकीन बिस्कुट, मक्खन, मांस, पापड़, अचार का सेवन वर्जित।
- पोटैशियम की मात्रा सीमित।

प्रोटीन

रोग का पता लग जाने पर 40 ग्राम प्रोटीन लिया जा सकता है। इसकी आधी मात्रा प्रथम श्रेणी प्रोटीन हो। जब रक्त यूरिया 80 मि.ग्रा. प्रतिशत से अधिक हो तो प्रोटीन की मात्रा नियंत्रित रखने की सलाह दी जाती है। प्रोटीन नियंत्रण 0.3 से 0.5 ग्राम प्रति कि.ग्रा. तक रहता है।

कार्बोहाइड्रेट

यह स्वाभाविक प्रोटीन विखंडन को रोकता है और कैलोरी का मुख्य स्रोत है। प्रोटीन से मुक्त सामग्री भरपूर मात्रा में ली जा सकती है।

कैलोरी

2,000 से 2,500 कैलोरी प्रतिदिन।

पत्रक

सुबह की चाय	—	थोड़ी मात्रा में—1 चम्मच शर्करा।
जलपान	—	1 कप दूध, जिसमें 2 चम्मच चीनी, 2 पीस ब्रेड, 10 ग्राम मक्खन।
दोपहर का भोजन	—	फुलके 4 या 2 कटोरी चावल, 3/4 कटोरी पतली दाल, 1 कटोरी बढ़िया से पकाई गई सब्जी (मिक्स्ड), दही 1/2 कटोरी।
शाम की चाय	—	आलू चिप्स, 1 सेब, 1 कप चाय, जिसमें 2 चम्मच चीनी।

रात का भोजन	—	चावल+मूँग की दाल की खिचड़ी—3 कटोरी, जिसमें 1 चम्मच घी हो; रायता-दही—1 कटोरी ठीक से पकाई गई सब्जी।
सोने के समय	—	1 कप दूध, जिसमें 1 चम्मच चीनी हो।

इस भोजन में 1,800 कैलोरी ऊर्जा और 40 ग्राम प्रोटीन है।

भोजन मान /100 ग्राम

खाद्य पदार्थ	प्रोटीन ग्राम	वसा ग्राम	कैल्सियम	आयरन ग्राम	विटा. 'सी' मि.ग्रा.	विटा. 'ए' मि.ग्रा.	कैलोरी
चावल							
कच्चा	6.8	0.5	10	3.1	0	0	345
पका	6.4	0.4	9	4.0	0	0	346
चूड़ा	6.6	1.2	20	20.0	0	0	346
मूढ़ी	7.5	0.1	20	6.6	0	0	325
गेहूँ							
आटा	12.1	1.7	48	11.5	0	29	341
मैदा	11.0	0.9	23	2.5	0	25	348
सूजी	10.4	0.8	16	1.6	0	—	348
ब्रेड (उजला)	7.8	0.7	11	1.1	0	0	245
मिलैट्स							
बाजरा	11.6	5.0	42	5.0	0	132	361
ज्वार	10.4	1.9	25	5.8	0	47	349
मक्का	11.1	3.6	10	2.0	0	90	342
रागी	7.3	1.3	344	6.4	0	42	328
दाल							
बंगाली चना	20.8	5.6	56	9.1	1	129	372
काला चना	24.0	1.4	154	9.1	0	38	347
हरा चना	24.5	1.2	75	8.5	0	49	348
लाल चना	22.3	1.7	73	5.8	0	132	335

साबुत दाल							
बंगाली चना	17.1	5.3	202	10.2	3	189	360
हरा चना	24.0	1.3	127	7.3	0	92	334
मसूर	25.0	0.7	69	4.8	0	294	343
मटर	19.7	1.1	75	5.1	0	39	315
राजमा	22.9	1.3	260	5.8	0	–	346
मोठबीन	23.6	1.1	202	9.5	0	9	330
सोयाबीन	43.2	19.5	240	11.5	0	426	432
फलियाँ एवं बीज							
मूँगफली	25.3	40.1	90	2.8	0	37	567
तिल	18.3	43.0	1450	10.5	0	60	563
पोस्त दाना	21.7	19	1584	–	–	–	408
काजू	21.2	47	50	5.0	–	–	596
बादाम	20.8	59	230	4.5	–	–	655
सूखा नारियल	6.8	62	40	2.7	7	–	662
दूध एवं दूध से बने उत्पाद							
गाय का दूध	3.2	4.1	120	0.2	2	174	67
भैंस का दूध	4.3	8.8	210	0.2	1	160	117
बकरी का दूध	3.3	4.5	170	0.3	1	182	72
दही	3.1	4.0	149	0.2	1	102	60
लस्सी/मट्ठा	0.8	1.1	30	0.8	–	0	30
पनीर	24.1	25.1	790	2.1	–	–	348
खोया	14.6	31.2	650	5.8	–	–	421
दूध पाउडर	25.8	26.7	950	0.6	4	1400	496
वसा-रहित दूध पाउडर	38.0	0.1	1370	1.4	5	0	357
अंडा एवं मांस							
मुरगी का अंडा	13.3	13.3	60	2.1	0	600	173
मटन	18.5	13.3	150	2.5	–	0	194
बकरी का मांस	21.4	3.6	12	–	–	–	118
मुरगे का मांस	26.0	0.6	25	–	–	–	109

सूअर का मांस	18.7	4.4	30	2.2	2	0	114
भेड़ का यकृत	19.3	7.5	10	6.3	20	0	150
मछली							
पॉमफ्रेट्स	17.0	1.3	200	0.9	–	–	87
हिलसा	21.8	19.4	180	2.1	24	–	273
मीठे पानी का झींगा	19.1	1.0	323	5.3	–	–	89
मीठे पानी की मछली	11.2	5.8	240	2.3	–	–	138
सूखी मछली	5.5	2.7	315	3.5	–	–	255
केकड़ा	8.9	1.1	1370	21.2	–	–	59
पत्तेदार हरी सब्जियाँ							
अमरंथ	4.0	0.5	397	25.5	99	5520	45
बथुआ	3.7	0.4	150	4.2	35	1700	30
गोभी	1.8	0.4	39	0.8	124	1200	27
हरी पत्ती	3.9	1.5	227	10.0	12	10270	56
धनिया	3.3	0.6	184	18.5	135	6918	44
ड्रम स्टिक पत्ती	6.7	1.7	440	7.0	220	6780	92
मेथी	4.4	0.9	395	16.5	52	2300	49
सलाद	2.1	0.3	50	2.4	10	990	21
गाजर पत्ती	3.8	0.4	265	3.6	81	5300	28
पालक	2.0	0.7	73	10.9	28	5580	26
कंद							
चुकंदर	1.7	0.1	18	1.0	10	0	43
गाजर	0.9	0.2	80	2.2	3	1890	48
मूली	0.7	0.1	35	0.4	15	0	17
प्याज	1.2	0.1	47	0.7	2	0	50
आलू	1.6	0.1	10	0.7	17	0	97
कोलोकैसिया	3.0	0.1	40	1.7	0	–	97
याम	1.2	0.1	50	0.6	0	260	79
अन्य सब्जियाँ							
ड्रमस्टिक	2.5	0.1	30	5.3	120	110	26
कैप्सिकम	1.2	0.3	10	1.0	137	420	24

करेला	1.6	0.2	20	1.8	88	125	25
बींस फ्रेंच	1.7	0.1	50	1.7	24	130	26
बींस कलस्टर	3.2	0.4	130	4.5	49	200	60
मटर	7.2	0.3	20	1.5	9	80	93
फल							
आँवला	0.5	0.1	50	1.2	600	9	58
अमरूद	0.9	0.3	10	1.4	212	0	51
अंगूर	0.7	0.1	20	0.2	31	0	32
नीबू	1.0	0.9	70	2.3	39	0	57
मौसमी	0.8	0.3	40	0.7	50	0	43
संतरा	0.7	0.2	26	0.3	30	1104	65
जूस	0.2	0.1	5	0.7	64	15	48
लीची	1.1	0.2	10	0.7	31	0	61
तरबूज	0.3	0.2	32	1.4	26	170	17
पपीता	0.6	0.1	17	0.5	57	665	32
अनन्नास	0.4	0.1	20	1.2	39	–	46
सीताफल	1.6	0.4	17	1.5	37	0	104
स्ट्रॉबेरी	0.7	0.2	30	1.8	52	15	44
टमाटर	0.9	0.2	48	0.4	27	350	20
सेब	0.2	0.5	10	1.0	1	0	59
वायल फल	1.8	0.3	85	0.6	3	55	137
केला	1.2	0.3	17	0.9	7	78	116
चेरी	1.1	0.5	24	1.3	7	–	64
अंजीर	1.3	0.2	80	1.0	5	162	37
कटहल	1.9	0.1	20	0.5	7	175	88
आम	0.6	0.4	14	1.3	16	2740	74
चीकू	0.7	0.1	28	2.0	6	95	98

प्रतिबिंब

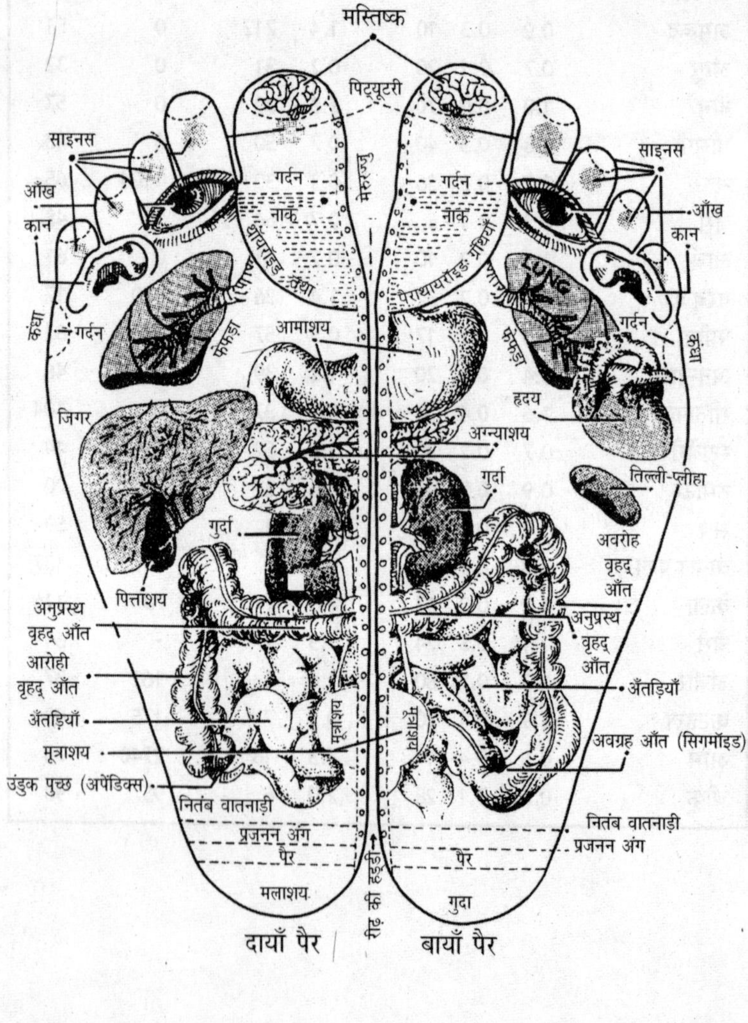

मस्तिष्क
पिट्यूटरी
साइनस
आँख
कान
गर्दन
नाक
थायरोइड
पैराथायरॉइड ग्रंथियाँ
मेरुरज्जु
कंधा
फेफड़ा
LUNG
आमाशय
हृदय
जिगर
अग्न्याशय
गुर्दा
तिल्ली-प्लीहा
अवरोह
वृहद् आँत
पित्ताशय
अनुप्रस्थ
वृहद् आँत
आरोही
वृहद् आँत
अँतड़ियाँ
मूत्राशय
अवग्रह आँत (सिगमॉइड)
उंडुक पुच्छ (अपेंडिक्स)
नितंब वातनाड़ी
प्रजनन अंग
पैर
मलाशय
गुदा
रीढ़ की हड्डी
दायाँ पैर
बायाँ पैर

केंद्र

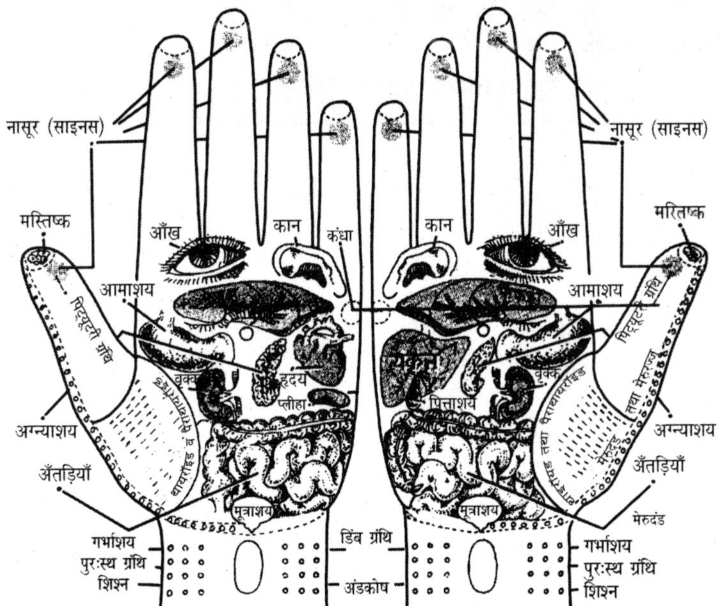

बायाँ हाथ दायाँ हाथ